Beratung und Psychotherapie

Aktuelle Entwicklungen im Spannungsfeld von Abgrenzung und fruchtbarer Kooperation

**Annett Kupfer, Sandra Wesenberg,
Silke Birgitta Gahleitner &
Frank Nestmann**

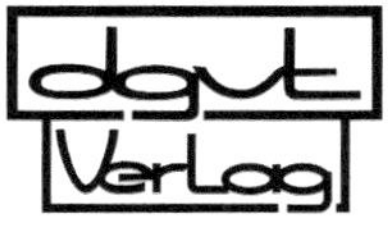

Tübingen
2021

Kontaktadresse:
Dr. phil. Annett Kupfer
Technische Universität Dresden
Fakultät Erziehungswissenschaften
Institut für Sozialpädagogik, Sozialarbeit und Wohlfahrtswissenschaften
Professur für Sozialpädagogik
01062 Dresden

E-Mail: Annett.Kupfer@tu-dresden.de

Bibliografische Information der Deutschen Nationalbibliothek
Die Deutsche Nationalbibliothek verzeichnet diese Publikation in der Deutschen Nationalbibliografie; detaillierte bibliografische Daten sind im Internet über http://dnb.d-nb.de abrufbar.

Im Sudhaus
Hechinger Straße 203
72072 Tübingen
E-Mail: dgvt-Verlag@dgvt.de
Internet: www.dgvt-Verlag.de

Umschlaggestaltung: Winkler_Design, Wolfgang Winkler, Tübingen
Layout: VMR, Monika Rohde, Leipzig
Druck und Bindung: WIRmachenDRUCK GmbH, Backnang

Auch als E-Book erhältlich: ISBN 978-3-87159-451-9

ISBN 978-3-87159-751-0

Inhaltsverzeichnis

Grundfragen der Beratung – die „Kleine Reihe“ zur Beratung im dgvt-Verlag

Vorwort der Herausgeberinnen

Mit dem vorliegenden Band „Beratung und Psychotherapie: Aktuelle Entwicklungen im Spannungsfeld von Abgrenzung und fruchtbarer Kooperation“ startet eine neue „Kleine Reihe“ zur Beratung im dgvt-Verlag. In ihr werden zentrale Grundlagenthemen wie aktuelle Beratungsdiskurse in kompakter Form präsentiert. Die Bücher sollen den Leser*innen wissenschaftlich fundierte, gut strukturierte und verständliche Einführungen zu verschiedenen – alten wie neuen – Fragen und Aspekten von Beratung vermitteln.

So ermöglichen die Bände sowohl einen komprimierten Überblick als auch einen fokussierten Ersteinstieg für Beratungsstudierende sowie Fort- und Weiterbildungsteilnehmer*innen. Sie greifen Entwicklungen wie Kontroversen in Beratungstheorie und -wissenschaft, in Beratungspraxis und -institutionen, in Beratungsverbänden und -politik auf, ebenso prägnant und überschaubar wie thematisch anspruchsvoll und bieten so auch erfahrenen Berater*innen in unterschiedlichen Feldern Einblicke in den „Stand der Dinge“ und den „Stand der Debatten“. Ausführliche Quellenverweise und Hinweise auf empfohlene zentrale Schriften ermöglichen eine intensivere persönliche Befassung mit den behandelten Kernthemen.

Die „Kleine Reihe" ergänzt damit die im Verlag über viele Jahre existierende „große" Beratungs-Reihe, herausgegeben von Frank Nestmann und Hans Thiersch, die bis heute 18 Bände umfasst und Anregung für mehrere Schwerpunkthefte der Zeitschrift „Verhaltenstherapie & psychosoziale Praxis" zu Beratungsthemen sowie das dreibändige „Handbuch der Beratung" im dgvt-Verlag gegeben hat.

Nach zwei Jahrzehnten haben Frank Nestmann und Hans Thiersch die Herausgabe der Beratungs-Reihe Anfang 2021 an uns, Sandra Wesenberg und Annett Kupfer, übergeben. Wir werden das erfolgreiche Wirken der beiden Herausgeber bestmöglich fortsetzen und die etablierte Beratungsreihe als zentralen Publikationsort für Sammelbände, Monographien und Lehrbücher zu beratungsrelevanten Themen aus der psychosozialen Versorgung, der Sozialarbeit und Sozialpädagogik, dem Gesundheitswesen und aus den Bereichen Bildung, Beruf und Beschäftigung etc. beibehalten. Auch die Ergebnisse von Forschungsprojekten – von Dissertationsstudien und Lehrforschungsprojekten bis hin zu umfassenden Drittmittelprojekten – sollen weiterhin in dieser Beratungsreihe des Verlags publiziert und damit einem breiten Fachpublikum zugänglich gemacht werden.

Dass nun neben der bewährten „großen" Reihe ein zweites, sowohl hinsichtlich des Umfangs als auch der Buchgröße kleineres Format erscheint, ist zum einen Ergebnis eigener Schreiberfahrungen („Ist das noch ein Artikel oder doch schon ein Buch?"). Es ist aber auch dem Ansinnen geschuldet, das breite Spektrum an Themen der diversen Beratungsfelder (Diskurse der Vergangenheit, Gegenwart und Zukunft, übergreifende Grundsatz- wie auch sehr feldspezifische Fragen etc.) möglichst aktuell abbilden zu können.

Zum anderen nehmen wir in der eigenen Hochschullehre wie aus Gesprächen mit Kolleg*innen (die selbst in Lehre und Weiterbildung engagiert sind) ein breites Interesse sowohl Studierender und Ausbildungskandidat*innen als auch aus der Praxis, Lehre und Forschung oder der Organisation von Beratung wahr, das die Einrichtung dieser „Kleinen Reihe“ unterstützt und – aktuell zeitgemäß – eigentlich erfordert.

Das vorliegende erste Büchlein von uns, Silke Gahleitner und Frank Nestmann befasst sich mit dem spannungsreichen Verhältnis von Beratung und Psychotherapie. Wie oft stellen sich Studierende und „Beratungsneulinge“ (aber auch „Alteingesessene“) die Frage, was Beratung und Psychotherapie voneinander unterscheidet, was die eine kann und die andere will. Dass es dazu verschiedene Antworten, Positionen und Meinungen gibt, u. a. abhängig vom eigenen Standpunkt, von disziplinären Orientierungen, dem jeweiligen nationalen Kontext (z. B. in den USA, in Großbritannien und Deutschland) oder der jeweiligen Zeit und dem Entwicklungsstand wird im vorliegenden Band reflektiert, um anschließend Unterschiede und Gemeinsamkeiten von Beratung und Psychotherapie auf fünf Ebenen zu differenzieren: (1.) die Anlässe, (2.) die Settings und die Kontexte, (3.) die Funktionen, (4.) die Hilfeformen und Methoden sowie (5.) die Zuständigkeiten und Organisationsformen. Aufgaben, Verortungen und Vorgehensweisen von Beratung werden so in Abgrenzung zu den aktuellen Entwicklungen klinisch-psychotherapeutischer Orientierungen definiert und eine interdisziplinär angelegte Entwicklung von Beratungswissenschaft und Beratungspraxis argumentativ herausgearbeitet.

Wir wünschen eine spannende, zur weiteren Beschäftigung mit dem Thema anregende Lektüre des ersten Bandes der „Kleinen Reihe“ zur Beratung.

Annett Kupfer und Sandra Wesenberg,
Dresden und Leipzig, Januar 2021

I Einführung

Das Verhältnis von Beratung und Psychotherapie ist – im Zuge des Entwicklungsprozesses beider Professionen – konzeptionell, praktisch und professionspolitisch schwierig. Insbesondere das im deutschsprachigen Raum noch nicht dezidiert und eindeutig bestimmte professionelle Selbstverständnis von Beratung bei gleichzeitigem ‚Beratungsboom' in allen Lebensbereichen macht Abgrenzungen schwierig. Neben vielen Überschneidungen lassen sich jedoch jeweils eigenständige Identitäten identifizieren, die eine Zukunft von Beratung und Psychotherapie in gedeihlicher Vernetzung und Kooperation möglich und auch sinnvoll erscheinen lassen. Voraussetzung sind ein Explizieren der Aufgaben, Settings und Vorgehensweisen von Beratung in Abgrenzung zu den aktuellen Entwicklungen klinisch-psychotherapeutischer Orientierungen sowie eine dezidiert psychosozial und damit interdisziplinär angelegte Entwicklung von Beratungswissenschaft und Beratungspraxis.

Die Versuche einer Abgrenzung von Beratung und Psychotherapie verdichten sich im deutschsprachigen Raum bereits seit den 1970er-Jahren – in anhaltenden, mühsamen und uneinheitlichen Debatten (Nestmann, 2002; Woolfe, 1998). Auch aktuell ebben sie aus fachlichen, berufspolitischen und -rechtlichen Gründen sowie infolge der Psychotherapiegesetzesnovelle nicht ab (Beushausen, 2014; Deloie, 2011; Großmaß & Püschel, 2010; Linden, 2016; Pauls & Reicherts, 2013; Vögler-Mallok & Hörtnagel, 2010; Weinhardt, 2018). Zeigen sich, wie im Folgenden noch deutlich werden wird, im angloamerikanischen und insbesondere im großbritannischen Sprachraum weniger ausgeprägte Abgrenzungsdiskurse, ist das Verhältnis von Psychotherapie und Beratung in den Fachdiskussionen hierzulande ein prekäres Thema. Ganz unabhängig davon, inwiefern eine Grenzziehung zwischen Therapie und Beratung notwendig ist, stellt sich die Frage, weshalb die Differenzierung so schwerfällt. Zunächst aufgrund der Schwierigkeiten trennscharfer theoretischer und praktischer Abgrenzung: Psychotherapie und psychosoziale Beratung haben viele Gemeinsamkeiten – in ihren Wurzeln und ihrer Geschichte, ihrer Systematik, ihren Methodenrepertoires. In einer mikroperspektivischen Momentaufnahme von einem professionellen Hilfeprozess kann man z. B. oft nicht ohne weiteres unterscheiden, ob es sich um eine psychotherapeutische Sitzung oder einen Beratungstermin handelt.

Eng mit diesen Ähnlichkeiten verknüpft handelt es sich um ein professionspolitisch und disziplinär ‚vermintes Gelände'. Revieransprüche und konkurrierende Marktinteressen schaffen eine Gemengelage, die vor allem wegen der noch wenig strukturierten Beratungslandschaft und einem noch nicht eindeutigen konzeptionellen Beratungsselbstverständnis bisher recht unübersichtlich bleibt. So haben u. a. die in den letzten Jahrzehnten gewachsene Dominanz psychologisch-psychotherapeutischer Orientierungen in weiten Teilen der deutschsprachigen Beratungsdiskussion und die als Reaktion darauf therapie- und therapeutisierungskritischen Abwehrreaktionen von Beratungsdisziplinen wie z. B. Pädagogik, Philosophie, Soziale Arbeit in der Vergangenheit wenig zu einem gelingenden Miteinander beigetragen. Auch der psychotherapeutische Professionalisierungsschub für die klinischen Psycholog*innen durch das Psychotherapeutengesetz 1998 (PThG) und die zugehörige am 1. September 2020 in Kraft getretene Gesetzesnovelle (PsychThGAusbRefG) mit der radikalen Grenzziehung zwischen Psychotherapie und allen anderen Formen psychologischer und psychosozialer Hilfen (vgl. Kapitel 4.5) hat viele psychosozial ausgerichtete Fachkräfte eher hilflos zurückgelassen bei dem Versuch, beide Logiken miteinander zu verbinden.

„Psychotherapie im medizinischem Modell und in lebensweltabgehobener Praxis" (Engel & Nestmann, 2020, S. 30) vernachlässigt eine „Notwendigkeit der Gesellschaftsdiagnostik" (Keupp, 2018), die für den psychosozialen Bereich maßgeblich ist. Eine eigenständige Beratungsidentität – generell und gesundheitsbezogen im Besonderen – hat sich in Deutschland jedoch noch nicht ausreichend etabliert, um an dieser Stelle aktiver werden zu können. Dies steht nicht nur im Widerspruch zu verschiedenen angloamerikanischen Vorbildern, sondern auch zu bereits zahlreich vorliegenden konzeptionellen Ausarbeitungen im psychosozialen Feld. Der vorliegende Band unternimmt den Versuch, neben einem Schritt in Richtung eines gelingenderen Verhältnisses von Beratung und Psychotherapie eine Standortbestimmung psychosozialer Beratung vorzunehmen. Hierbei geht es nicht um einen Anspruch auf Vollständigkeit, sondern um einen Anstoß für weitere Diskussionen in diesem Professionsbereich. Im Folgenden soll dazu zunächst das aktuelle Verhältnis von Psychotherapie und psychosozialer Beratung erläutert werden. Darauf folgt eine erste Differenzierung der Professionsrichtungen auf verschiedenen Kontinuen. Anschließend werden Konvergenzen und Distanzierungen in Form sinnvoller Eigenständigkeiten statt destruktiven Verdrängungswettbewerbs herausgearbeitet. Schließlich erfolgen – als Abschluss und Ausblick – ein Blick auf die Multidisziplinarität von Beratung und eine Standortbestimmung aktueller psychosozialer Beratung.[1]

1 Dieser Band beruht auf langjährigen Vorarbeiten und Überlegungen, in die auch verschiedene Publikationen eingeflossen sind (vgl. insbesondere Gahleitner, 2017; Kupfer, 2015; Nestmann, 2002).

2 Beratung und Psychotherapie – erste Annäherungen an zwei Begriffe

Bevor Abgrenzungs- und Überschneidungsmerkmale von psychosozialer Beratung und Psychotherapie im Detail bestimmt werden, seien an dieser Stelle zunächst prägnante Begriffsbestimmungen von Beratung und Psychotherapie vorangestellt, die bereits auf einzelne Unterschiede wie Gemeinsamkeiten verweisen.

Eine viel zitierte und breit anerkannte Definition von Psychotherapie, auf die in verschiedenen Standardwerken, Lehr- und Handbüchern verwiesen wird (u. a. Reimer, Eckert, Hautzinger & Wilke, 2007; Wittchen & Hoyer, 2011; Eckert, Biermann-Ratjen & Höger 2012) und die auch als Basis für das Forschungsgutachten zu Fragen des Psychotherapeutengesetzes 1991 verwendet wurde, stammt von Hans Strotzka (1978):

> „*Psychotherapie* ist ein bewusster und geplanter interaktioneller Prozess zur Beeinflussung von Verhaltensstörungen und Leidenszuständen, die in einem Konsensus (möglichst zwischen Patient, Therapeut und Bezugsgruppe) für behandlungsbedürftig gehalten werden, mit psychologischen Mitteln (durch Kommunikation) meist verbal aber [*sic*] auch averbal, in Richtung auf ein definiertes, nach Möglichkeit gemeinsam erarbeitetes Ziel (Symptomminimalisierung und/oder Strukturänderung der Persönlichkeit) mittels lehrbarer Techniken auf der Basis einer Theorie des normalen und pathologischen Verhaltens. In der Regel ist

> dazu eine tragfähige emotionale Bindung notwendig." (S. 4, Herv. v. Verf.)

In Deutschland wird der Begriff „Psychotherapie" dabei meist in einen spezifischen rechtlichen Kontext eingeordnet: Seit der Aufnahme von Psychotherapie als Heilverfahren in den Leistungskatalog der kassenärztlichen Versorgung 1967 wurden verschiedene Richtlinien erlassen und Gesetze verabschiedet, die die Ausübung regulieren sollen. Die wesentlichen rechtlichen Regelungen des Begriffs Psychotherapie finden sich in der Psychotherapie-Richtlinie (Richtlinie des Gemeinsamen Bundesausschusses über die Durchführung der Psychotherapie, in der Fassung vom 19. Februar 2009, zuletzt geändert am 22. November 2019, in Kraft getreten am 24. Januar 2020; G-BA, 2020) sowie im Psychotherapeutengesetz (Gesetz über die Berufe des Psychologischen Psychotherapeuten und des Kinder- und Jugendlichenpsychotherapeuten; Psychotherapeutengesetz – PsychThG; vom 16. Juni 1998; mit dem Gesetz zur Reform der Psychotherapeutenausbildung zum 1. September 2020 neu gefasst).

Im Sinne der Psychotherapie-Richtlinie wird Psychotherapie als anerkannte Leistung der gesetzlichen Krankenkassen als „Behandlung seelischer Krankheiten" verstanden. In § 2 wird dabei ausführlich auf den Begriff „seelische Krankheit" eingegangen:

> „In dieser Richtlinie wird seelische Krankheit verstanden als krankhafte Störung der Wahrnehmung, des Verhaltens, der Erlebnisverarbeitung, der sozialen Beziehungen und der Körperfunktionen. Es gehört zum Wesen dieser Störungen, dass sie der willentlichen Steuerung durch die Pa-

> tientin oder den Patienten nicht mehr oder nur zum Teil zugänglich sind." (Psychotherapie-Richtlinie, § 2, Abs. 1)

Als Merkmal von Psychotherapie als Behandlung seelischer Krankheiten beschreibt die Psychotherapie-Richtlinie weiterhin, dass diese „methodisch definierte Interventionen an[wendet], die auf als Krankheit diagnostizierte seelische Störungen einen systematisch verändernden Einfluss nehmen und Bewältigungsfähigkeiten des Individuums aufbauen" (§ 4, Abs. 1: Erg. v. d. Verf.).

Im neuen Psychotherapeutengesetz wird Psychotherapie in ähnlicher Weise als Heilbehandlung von „Störungen mit Krankheitswert" definiert. Demnach ist die „Ausübung der Psychotherapie im Sinne dieses Gesetzes ... jede mittels wissenschaftlich geprüfter und anerkannter psychotherapeutischer Verfahren oder Methoden berufs- oder geschäftsmäßig vorgenommene Tätigkeit zur Feststellung, Heilung oder Linderung von Störungen mit Krankheitswert, bei denen Psychotherapie indiziert ist" (§ 1, Abs. 2). Die angesprochenen geprüften Psychotherapieverfahren werden dabei durch den wissenschaftlichen Beirat Psychotherapie wissenschaftlich geprüft und anerkannt. Die Definition des wissenschaftlichen Beirats zu (wissenschaftlicher) Psychotherapie weist deutliche Bezüge zur eingangs aufgeführten Begriffsbestimmung von Strotzka auf:

> „Psychotherapie ist die Behandlung von Individuen auf der Basis einer Einwirkung mit überwiegend psychischen Mitteln. Die Definition wissenschaftlicher Psychotherapie fordert eine Reihe von weiteren Bedingungen, z. B. das Anstreben der positiven Beeinflussung von Störungs- und Leidenszuständen in Richtung auf ein nach Möglichkeit gemeinsam erarbeitetes Ziel (z. B. Symptomminimalisierung

> und/oder Strukturveränderungen der Persönlichkeit) sowie einen geplanten und kontrollierten Behandlungsprozess, der über lehrbare Techniken beschrieben werden kann und sich auf eine Theorie normalen und pathologischen Verhaltens bezieht. Wissenschaftliche Psychotherapie sollte als Heilbehandlung im Rahmen des jeweiligen Gesundheitssystems zu bestimmen sein." (Wissenschaftlicher Beirat Psychotherapie, 2008, o. S.)

Im Psychotherapeutengesetz finden sich weiterhin bereits erste Hinweise auf eine Abgrenzung von „Psychotherapie" und „psychosozialer Beratung". So werden z. B. „Tätigkeiten, die nur die Aufarbeitung sozialer Konflikte ... zum Gegenstand haben" (§ 1, Abs. 2) explizit aus dem Leistungsspektrum von heilkundlicher Psychotherapie ausgeklammert. Beratung hingegen zielt auf die (Wieder-)Herstellung der Bewältigungskompetenzen von Klient*innen, u. a., um soziale Konflikte zu lösen, wie die folgende Begriffsbestimmung von Frank Nestmann und Ursel Sickendiek (2018) verdeutlicht:

> „*Beratung* (engl. counselling) ist eine spezifische Form der Kommunikation: Eine Person ist einer anderen Person dabei behilflich, Anforderungen und Belastungen des Alltags oder schwierigere Probleme und Krisen zu bewältigen. ... Beratung leistet Beistand bei der kognitiven und emotionalen Orientierung in widersprüchlichen und unübersehbaren Situationen und Lebenslagen. Sie unterstützt Ratsuchende dabei, Wahlmöglichkeiten abzuwägen, sich zwischen Alternativen zu entscheiden oder aber Optionen bewusst offenzuhalten. Beratung fördert Zukunftsüberlegungen und Pläne, die aus neu gewonnenen Zielrichtungen und Entscheidungen resultieren, sie hilft Ratsuchenden, die Pla-

> nungsschritte zu realisieren und begleitet erste Handlungsversuche mit Reflexionsangeboten. ... Beratung kann präventive, akut problembewältigende und rehabilitative, wieder normalisierende Aufgaben erfüllen. Beratung kann ansetzen, bevor manifeste Probleme entstehen, kann bei aktuell bestehenden Schwierigkeiten in Anspruch genommen werden oder in Bezug auf den Umgang mit Folgen von Beeinträchtigungen. Allerdings sind Lebensschwierigkeiten von KlientInnen z. B. im Rahmen Sozialer Arbeit häufig nicht in letzter Konsequenz ‚lösbar' oder ‚behebbar'. So muss sich Beratung oft darauf beschränken, Schwierigkeiten zu reduzieren und mildern zu helfen oder Menschen dabei zu unterstützen, mit den Folgen von Problemen besser leben zu können. Beratung gilt u. a. deshalb auch als ‚bescheidene Profession' ohne überbordenden Anspruch. Beratung zielt auf das Fördern und (Wieder-)Herstellen der Bewältigungskompetenzen der KlientInnen selbst und ihrer sozialen Umwelt, ohne diesen die eigentliche Problemlösung abnehmen zu wollen." (S. 110f.; Herv. v. d. Verf.)

Der Begriff *psychosoziale Beratung* impliziert dabei eine Betrachtung der gesamten Lebenssituation von Klient*innen mit allen psychischen wie sozialen Aspekten. In Abgrenzung dazu legt „psychologische Beratung" (auch als „psychotherapeutische Beratung" bezeichnet) den Schwerpunkt eher auf die innerpsychische Erlebens- und Konfliktlage (analog zu Psychotherapie als heilkundliches Behandlungsverfahren; vgl. Sander, 2003). Im Selbstverständnis von psychosozialer Beratung hingegen wird die Perspektive deutlich von der alleinigen Fokussierung auf individuelle Schwierigkeiten und Krisen entkoppelt. Vielmehr werden das gesamte soziale Umfeld der Klient*innen, ihre Unterstützungssysteme sowie die Einbettung in bestimmte gesamtgesellschaftliche

Prozesse in den Fokus gerückt. Die Anforderungen an Lebensführung und Lebensbewältigung verändern sich rasant – etwa im Zuge der Globalisierung, der Verbreitung neuer Technologien oder aktuell der (Neu-)Erfahrung weltweiter Pandemien. Hierdurch verändern sich auch Aufgaben und Anforderungen an Beratung, die die Vielfältigkeit und Gleichzeitigkeit der Kontexte berücksichtigen muss. Dieses „kontextuelle Paradigma“ von Beratung wird – in Anlehnung an John M. Whiteley (1999) – von Frank Nestmann und Frank Engel (2002) wie folgt beschrieben:

> „Ein kontextuelles Paradigma der Beratung erweitert den psychologischen und psychosozialen Blick auf die gesamten Lebensumstände von Personen und Gruppen in einer sich dramatisch verändernden Welt. Es berücksichtigt ökonomische, ökologische, kulturelle und andere Lebensdimensionen derer, die Beratung nutzen können und die Beratung suchen. Es wirft den Blick auf Menschen mit Beratungsbedürfnissen in normativen Lebensherausforderungen und Lebenskrisen, die Beratung suchen, um ihr Leben (besser) leben zu können, ihr Leben verändern zu können, ihr Leben gestalten und ihm eine bestimmte Richtung geben zu können.“ (S. 21)

In einem kurzen Überblick zu verbreiteten Begriffsbestimmungen von Beratung und Psychotherapie in der deutschsprachigen Literatur fallen insbesondere hinsichtlich der vergleichsweise eng gefassten rechtlichen Definition von Psychotherapie als Behandlungsverfahren für Störungen mit Krankheitswert innerhalb der kassenärztlichen Versorgung erste deutliche Differenzlinien zwischen den beiden Unterstützungsformaten auf. Abschließend soll ein Blick in ein Standardwerk aus Großbritannien verdeutlichen, dass die Debatten um eine Abgrenzung von Beratung („counselling") und Psychotherapie („psychotherapy") im internationalen Diskurs teilweise deutlich anders geführt werden als in Deutschland. So betonen manche Autor*innen die Gemeinsamkeiten beider Hilfeformen sehr viel stärker und verwenden die beiden Begriffe teilweise synonym. Colin Feltham und Terry Hanley (2017) präsentieren im einleitenden Kapitel „What are counselling and psychotherapy?" ihres (gemeinsam mit Laura Anne Winter herausgegebenen) Werks „The Sage Handbook of Counselling and Psychotherapy" (Feltham, Hanley & Winter, 2017) eine gemeinsame Definition von Beratung und Psychotherapie und sprechen sich ausdrücklich gegen eine strikte Grenzziehung aus:

> „*Counselling and psychotherapy* are mainly, though not exclusively, listening-and-talking-based methods of addressing psychological and sometimes psychosomatic problems, including deep and prolonged human suffering, situational dilemmas, crises and developmental needs, and aspirations towards the realization of human potential. In contrast to biomedical approaches, the psychological theories operate largely without medication or other physical interventions and may be concerned not only with mental health but spiritual, philosophical, social and other aspects of living. ... The contention advanced by this book's editors is that counselling and psychotherapy, in spite of partly different historical roots and affiliations, have much more in common that they have serious and demonstrable differences and that practitioners and the public stand to gain more from the assumption of commonality than from spurious or infinitesimal distinctions." (S. 2; Herv. v. d. Verf.)

Wird demnach in Deutschland u. a. durch das Psychotherapeutengesetz eindeutig zwischen Psychotherapie und psychosozialer Beratung differenziert, findet sich diese strikte Abgrenzung in den USA und in Großbritannien kaum. So ist „in den USA Counseling durch ein breites, psychosozial angelegtes Selbstverständnis geprägt, in das auch pädagogische und sozialarbeiterische Handlungsformate einbezogen sind“ (Schubert, Rohr & Zwicker-Pelzer, 2019, S. 13). In England ist Counselling dagegen überwiegend psychologisch und psychotherapeutisch orientiert. Für Beratung in Deutschland können jedoch Schubert (2015) zufolge unterschiedliche historische Grundlegungen und Entwicklungslinien markiert werden, die jeweils unterschiedliche Beratungsverständnisse sowie verschiedene Zugangsweisen im Problem- und Fallverständnis, andere Handlungsansätze und methodische Verfahren wie differentielle professionelle Selbstverständnisse der Helfer*innen bedingen. So stehen neben dem psychologisch-psychotherapeutischen der empirisch orientierte psychologisch-pädagogische sowie der lebensweltliche und systemische (sozialökologisch und systemisch-kontextuelle) Entwicklungsstrang (ebd.).

> „Beratung hat, wie wir sehen, eine lange Geschichte. Zuerst als Handlungskonzept der Sozialen Arbeit, dann als Part des therapeutischen Handelns ist Beratung bei uns auf dem Weg zu einer eigenständigen Disziplin und erlangt hier ihre Anschlussfähigkeit an die internationalen Entwicklungen des Counseling. Wenngleich die Professionalisierung von Beratung in der Bundesrepublik Deutschland immer noch den therapeutischen Schulen entlehnt und verbunden zu sein scheint, so ist international längst eine akademische

> Profilbildung eingeläutet." (Schubert, Rohr & Zwicker-Pelzer, 2019, S. 16)

Im Anschluss an diese ersten Annäherungen an die Begriffe „Beratung" und „Psychotherapie" sollen im folgenden Kapitel einige verbreitete Annahmen und Positionen zum Verhältnis von Beratung und Therapie näher vorgestellt werden, auf einem Kontinuum von der Vorstellung absoluter Kongruenz bis hin zur Annahme trennscharfer, überschneidungsfreier Differenzierung.

3 Das Verhältnis von Psychotherapie und Beratung – herrschende Vorstellungen

Zum Verhältnis von Beratung und Psychotherapie existieren seit Langem implizite Vorstellungen bzw. explizite Positionen im psychosozialen Feld und Gesundheitsbereich, in den Fachdisziplinen und in der Öffentlichkeit. Absolute Kongruenz wird dort angenommen, wo die Begriffe wechselseitig genutzt werden oder so renommierte Autor*innen wie Carl Rogers (1942) und andere explizit formulieren, es gebe keinen Unterschied zwischen Beratung/Counselling und Psychotherapie/Psychotherapy (Überblick u. a. Patterson, 1986; Cooper & McLeod, 2011; aktuell z. B. Feltham & Hanley, 2017; s. o.). Das mag einerseits am Modell einer grundsätzlich stark psychologisch und therapeutisch geprägten Beratung (counselling) in England liegen, andererseits aber auch Folge eines breiteren psychosozial angelegten Verständnisses von Beratung (counseling) in den USA sein (Zwicker-Pelzer, 2010; Nestmann, 2004/2014; Schubert, Rohr & Zwicker-Pelzer, 2019). Tatsächlich arbeiteten zentrale Mitbegründer*innen psychotherapeutischer Schulen zahlreich u. a. in Familienberatungsstellen, Kinder- und Jugendberatungssettings. Selbst Sigmund Freuds Psychoanalyse gewann im ersten Drittel des 20. Jahrhunderts in pädagogischen Kreisen mehr Einfluss als in der Psychiatrie, sodass sich „das pädagogische Denken untrennbar mit dem neuen tiefenpsychologischen" (du Bois & Ide-Schwarz, 2001, S. 1425) verband. Genährt werden diese Vorstellungen seit Längerem auch durch psychotherapeutische Zusatzausbildungen, die spätestens seit den 1970er-Jahren zur beruflichen Qualifikation vieler Berater*innen in den unterschiedlichsten Bereichen gehörten und gehören und die zu Einstellungsvoraussetzungen vieler Beratungsträger und -dienste wurden (vgl. Abbildung 1a).

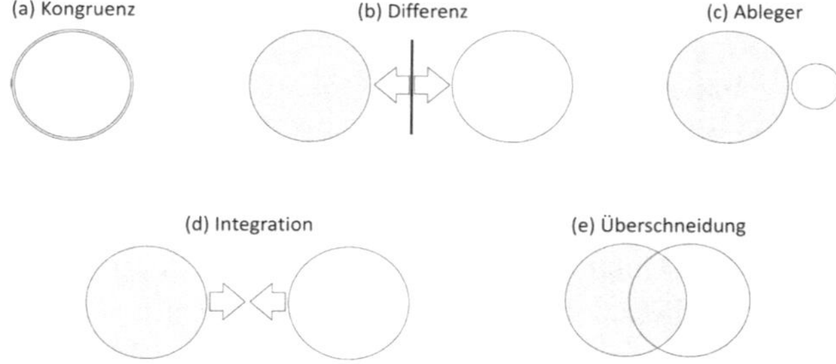

Abbildung 1

Im Gegensatz dazu gibt es die Haltung, psychosoziale Beratung und Psychotherapie seien grundsätzlich und *trennscharf verschieden* – zwei eindeutig unterscheidbare professionelle Interventionsformen und Versorgungssphären, in sich geschlossen, voneinander abzugrenzen in ihrer Theorie und Praxis (vgl. Abbildung 1b). Die aktuellen Entwicklungen entlang der Psychotherapiegesetzesnovelle haben diese Fokussierung vorangetrieben. Der psychotherapeutische Professionalisierungsschub durch das Psychotherapeutengesetz 1998 (PThG) und die inzwischen beschlossene zugehörige Gesetzesnovelle (PsychThGAusbRefG) wurden mit einer Distanzierung der Psychotherapie vom ‚Rest' des psychosozialen Feldes erkauft. Psychotherapie ist gesetzlich dem Gesundheitssystem zugehörig und über etablierte Diagnoseschlüssel und zugeordnete Therapiestundendeputate sowie über Berichts- und Antragswesen der Versicherungsträger institutionalisiert (Engel, Nestmann & Sickendiek, 2004/2014; Großmaß, 2007b; Nußbeck, 2019). Sie fokussiert die Behandlung von Menschen mit (eher schweren) Erlebens- und Verhaltensstörungen sowie ‚abweichendem Verhalten', die sie vom ‚Kranksein' ‚heilt' (vgl. Peavy, 2006; Martin, 1977), so die Theorie. Es wird noch zu diskutieren sein, inwiefern dies die Realität in der aktuellen Versorgungslandschaft widerspiegelt.

Eine weitere, häufig im deutschsprachigen Raum dominierende, meist unreflektierte, aber ausformulierte Vorstellung von Beratung ist jene als „‚*Ableger' von Psychotherapie*" (Nestmann, 2002, S. 403). Beratung sei demnach so etwas wie eine „kleine[] Therapie" (vgl. Gerstenmaier & Nestmann, 1984, S. 28), orientiert an gleichen Persönlichkeits-, Störungs- und Veränderungskonzepten, aber eben nur für leichtere Probleme und weniger schwere Störungen geeignet, da sie weniger in die Tiefe gehe, kürzer andauere, in weniger abgeschlossenen Settings stattfinde und dadurch auch von weniger gut ausgebildeten Helfer*innen praktiziert werden könne (Engel, 2003; Gerstenmaier & Nestmann, 1984; Nestmann & Engel, 2002). Beratung findet nach dieser Vorstellung gewissermaßen als ‚verdünnte' Form therapeutischen Handelns und ‚verkürzte Therapie' für ‚weniger schwere Störungen' statt: klient*innenzentrierte Beratung statt Gesprächspsychotherapie, Gestaltberatung statt Gestalttherapie, verhaltensorientierte Beratung statt Verhaltenstherapie und psychoanalytische Beratung statt Psychoanalyse (vgl. auch Redlich, 1997). Zusätzlich gefördert wird dies seit den 1970er- und 1980er-Jahren durch eine therapienahe Beratungsperspektive, die Beratungspraxis und -diskussion über Jahrzehnte als eine Debatte von therapienahen Handlungsmodellen versteht. Dabei wird die Eigenständigkeit von Beratung und Psychotherapie in der Geschichte immer dann am stärksten infrage gestellt, wenn die Entwicklungslinien beider Hilfeformen aufeinander zulaufen. So z. B. in den 1950er-Jahren, als sich beide generell verstärkt an nicht-medizinischen und psychotherapeutischen Interventionskonzepten orientierten, als sich Ansätze für Kurzzeitpsychotherapien entwickelten, Psycholog*innen die institutionelle Beratungsarbeit dominierten und der therapeutische Blick auf die Probleme von Kindern und Familien für andere Berufsgruppen – wie eben auch Berater*innen in Pädagogik und Sozialer Arbeit – obligatorisch wurde (Hutter, 2003); oder als sich in den 1970er-Jahren die Beratungspsychologie stärker der psychosozialen und Gesundheitsversorgung annahm als der bis dahin für sie traditionellen und zentralen Bildungs- und Berufsberatungsbereiche (vgl. ausführlich Engel, 2003; Großmaß, 2007a; Nestmann, 1997a, 2002).

Eingebunden in die Vorstellung von Beratung als kleine Psychotherapie droht hier die Annahme, Psychotherapeut*innen könnten Berater*innen ausbilden, die dann selbst jedoch nicht therapieren, sondern ‚nur' auf Grundlage der therapeutischen Kenntnisse ‚beraten' dürften. Dies ist ein verbreitetes unterschichtendes Professionalisierungsmodell, das auf beiden Seiten ein spezifisches Bewusstsein und Selbstverständnis schafft. „Ist das noch Beratung oder schon Psychotherapie?" lautet hier die symptomatische Frage (Abbildung 1c) (Nestmann, 2002). Eine Attraktivität der Therapienähe für Beratung ist auch nicht von der Hand zu weisen. Nestmann und Engel (2002) begründen dies zum einen mit dem noch immer reizvollen Therapeut*innennimbus, der sich auf Beratung überträgt und für die Berater*innen u. a. über manualisierte Methodik und Technik Sicherheit im Expert*innenstatus bereithält. Auch für psychotherapeutisch fundierte und geleitete Ausbildungsinstitute gibt es Vorteile. Über einen lukrativen Aus-, Weiter- und Fortbildungsmarkt, der von zukünftigen Berater*innen in Anspruch genommen wird, kann Geld verdient und Psychotherapie gleichzeitig gewissermaßen professionell ‚unterschichtet' werden. Letztlich ist die Nähe zur Psychotherapie für Beratung auch deshalb attraktiv, weil in einer elaborierten und hoch entwickelten Psychotherapieforschung erwiesene Therapiewirkungen eine Wirksamkeit der Beratungsableger und der Beratung insgesamt nahelegen, die in einer (zumindest in Deutschland) bisher nur gering entwickelten Beratungsforschung nicht hinreichend eigenständig nachgewiesen ist (Engel et al., 2004/2014; s. u.).

Neben der Vorstellung von Beratung als einem ‚Ableger von Psychotherapie' oder einer ‚kleinen' Therapie kann Beratung im *Integrationsmodell* auch – unter dem Label „psychotherapeutische Beratung" – als Teil von Psychotherapie betrachtet werden. So expliziert z. B. Peter Fiedler (2019) Beratung als psychosoziales Problem- und Konfliktmanagement in der Patient*innenberatung, -schulung und -supervision auf der Grundlage einer guten Therapieausbildung und warnt davor, dies anderen Professionen zu überlassen. Eine Vielzahl von Beratungsstellen fußt auf und arbeitet aus dieser Perspektive mit psychotherapeutisch geprägten Ansätzen, Methoden und Techniken. Umgekehrt lässt sich Psychotherapie auch als ein fokussiertes Sonderelement im Beratungskontext begreifen, wie es z. B. in manchen Beratungskonzepten Sozialer Arbeit ausformuliert ist. Dorfman (1996) stellte sich diesem Spannungsverhältnis ausdrücklich und prägte in den USA den Begriff der „psychotherapy plus“ (S. 41). Dieses „Plus“ ist definiert durch die Vielzahl von Aufgaben der Sozialarbeiter*innen, die vermitteln, unterstützen, Ressourcen erschließen, begleiten, koordinieren, beraten. Aus dieser Perspektive kann von der Psychotherapie sogar als „Spezialfall sozialer Beratung“ (Crefeld, 2002, S. 32) gesprochen werden, bzw. Beratung könnte aus dieser Perspektive mit ihrer gelungenen „Interdependenz“ (Schulze, 2006, S. 11) von Psychodynamik und Soziodynamik als Dach für psychosoziale Formen der Beratung und Therapie dienen (Gahleitner & Pauls, 2010, S. 370) (Abbildung 1d).

Das *Überschneidungsmodell* (als fünftes Modell) legt dagegen neben vielen Überschneidungen und entwicklungshistorischen, methodischen und systematischen Gemeinsamkeiten eigenständige Identitäten beider psychosozialer Interventionsformen nahe (Abbildung 1e). Beratung und Psychotherapie werden hier als zwei theoretisch wie empirisch differenzierbare Wissenschafts- und Praxisbereiche mit eigenständigen Traditionen, Funktionen und Zuständigkeiten sowie eigenen professionellen Selbstverständnissen und Profilen gesehen, bei denen jedoch in fast allen Dimensionen erhebliche Ähnlichkeiten und Kongruenzen festzustellen sind (Deloie, 2011; Engel, 2003; Feltham, 1997a; Gahleitner & Pauls, 2010; Gelso & Fretz, 2001; Jones-Smith, 2021; Nelson-Jones, 2013; Nestmann, 2002; Wälte & Lübeck, 2018). Nach diesem Modell lassen sich psychosoziale Beratung und Psychotherapie bezüglich der Dimensionen Anlässe, Settings und Kontexte, Funktionen und Prozesse, Hilfeformen und -beziehungen, Zuständigkeiten und Organisationsformen als Pole von Kontinuen beschreiben, die große Schnittflächen bilden und dennoch deutliche (von der jeweiligen Beratungs- bzw. Therapiekonstellation abhängige) Tendenzen zur einen oder anderen Seite zeigen. Nicht für jede Beratungs- oder Therapiekonstellation müssen wirklich all diese polaren Tendenzen zutreffen. Nestmann (2002) hebt diese Position jedoch als realitätsangemessenste hervor, da sie die jeweilige spezifische Bedeutung der unterschiedlichen Interventionsformen betont, ohne deren Gemeinsamkeiten zu verleugnen. Auch Wälte und Lübeck (2018) plädieren basierend auf Nestmanns (2002) Modellentwürfen u. a. am Beispiel der Erziehungsberatung dafür, dass „das Verhältnis von Beratung und Psychotherapie am besten mit einem Überschneidungsmodell abgebildet werden kann“ (ebd., S. 30).

Im Folgenden werden diese Konvergenzen wie Divergenzen entlang der genannten Dimensionen herausgearbeitet.

4 Fünf Differenzierungskontinuen im Überschneidungsmodell

4.1 Beratungs- und Therapieanlässe – Krisen versus Krankheiten?

Häufig wird in Praxis wie auch Theorie hinsichtlich der Anlässe für die Inanspruchnahme von Beratung oder Psychotherapie von einer Unterschiedlichkeit bezüglich ‚Krisen in Beratung' versus ‚Krankheiten in Therapie' ausgegangen. Beratung gilt als Hilfeform für Anforderungen und Probleme der Orientierung, Planung, Entscheidung und des Handelns. Sie fokussiert demnach eher „normales Verhalten" und geht nicht von einem Krankheitskonzept aus (Jones-Smith, 2021; Peavy, 2006). Vielmehr werden Schwierigkeiten der Klientel als Konflikte und Desorientierungserfahrungen behandelt, die in spezifischen Lebenssituationen und -phasen auftreten können (Großmaß, 2007a). Beratung hat deshalb nicht Symptome und Krankheitsbewältigung, sondern alltägliche Belastungen, kritische Lebensereignisse und dementsprechend Krisen und Krisenbewältigung bzw. (Neu-)Orientierung zum Gegenstand (Feltham, 1997a; Großmaß, 2007a; Manthei, 2005). Psychotherapie bearbeitet dagegen eher Symptome psychischer Störungen (Großmaß, 2007a; Jones-Smith, 2021; Nestmann, 2002; Nußbeck, 2019). In diesem Sinne lässt sich auch eine Unterscheidung zwischen der „Innenpolitik" (Mensch in sich) von Therapie und der „Außenpolitik" (Mensch in seinen sozialen Kontexten) von Beratung treffen, wie es Nestmann

(2002, S. 405) pointiert formuliert. Oder wie es Schmitz, Bude und Otto (1989) zusammenfassen: „Beratungen drehen sich um problematische Handlungssituationen, Therapien hingegen um problematische Personen“ (S. 147).

Die hier anklingende Personalisierung und Individualisierung psychischer Problemlagen wird im Beratungsdiskurs häufig kritisiert (Schubert, 2015). Insbesondere systemischen Ansätzen liegt ein paradigmatisches Verständnis zugrunde, das eine individuelle Zuschreibung von Symptomen, Krankheiten oder psychiatrischen Diagnosen infrage stellt. Psychische Problemlagen werden „nicht als individuelle Phänomene, sondern als in komplexe Gesamtzusammenhänge eingebettet und kollektive Herstellungsleistung eines Systems“ (Paulick, 2020a, o. S.) verstanden. In diesem Sinne wird Klient*innen, die psychosoziale Unterstützung in Anspruch nehmen, keine psychische Störung zugeschrieben, sondern sie werden lediglich als ‚Symptomträger*innen‘ von Störungen im Systemkontext betrachtet. Entsprechend wird anstelle pathogener Diagnostik und Orientierung an interventionsbedürftigen Problemen und Defiziten eine klare Ressourcen- und Lösungsorientierung postuliert (Kupfer, 2016; Paulick, 2020a). „Über Aufklärung und Emanzipation sollen Betroffene Stärkung in ihrer alltäglichen Lebensführung erfahren gegenüber einer gesellschaftlich-strukturell bedingten Problemerzeugung, Ungleichheit und Benachteiligung“ (Schubert, 2015, S. 38). Am markantesten bildet sich diese Ausrichtung im lösungsorientierten Ansatz von de Shazer (1991/1994) ab, dessen wesentlicher Kern in folgendem Satz pointiert zusammengefasst ist: „Man muß das Problem nicht kennen, um es zu lösen“ (S. 12).

Eine klare Differenzierungslinie zwischen Psychotherapie als alleinig klinisch orientierter Behandlung von psychischen Störungen im Sinne krankheitswertiger Defizite und Beratung als ausschließlich ressourcenorientierte Bearbeitung alltäglicher Belastungen und Krisen lässt sich allerdings so deutlich weder in den theoretischen Konzepten und Paradigmen beider Unterstützungsformen noch in der Therapie- und Beratungspraxis wiederfinden. Psychotherapie beschäftigt sich ebenso wie psychosoziale Beratung mit emotionalen Belastungen und Konflikten ihrer Klientel im Denken, Fühlen und Handeln. Beratung wendet sich wie Therapie dem Persönlichen und Individuellen zu, richtet sich aber darüber hinaus auch auf Dyaden (Paarebene) oder andere soziale Beziehungssysteme (z. B. Gruppen, soziale Aggregate), und Therapie beschäftigt sich nicht nur mit psychischen Krankheiten Einzelner, sondern bietet ebenso Hilfe bei belastenden Lebenskonstellationen an (Deloie, 2011; Grawe, Donati & Bernauer, 1994; Gahleitner & Wesenberg, 2019; Großmaß, 2007a; Nelson-Jones, 2013). Wampold (1948/2009) z. B. beschreibt Psychotherapie als

> „interpersonal treatment that is based on psychological principles and involves a trained therapist and a client who has a mental disorder, problem, or complaint; it is intended by the therapist to be remedial for the client's disorder, problem, or complaint; and it is adapted or individualized for the particular client and his or her disorder, problem, or complaint.“ (S. 3)

So versucht Therapie z. B. direkt oder indirekt das interpersonelle ‚Funktionieren' wiederherzustellen und arbeitet demnach ebenso wie Beratung an der Kommunikationsfähigkeit (z. B. emotionale Bedürfnisse artikulieren zu können), einer gesunden Bindung beispielsweise zu den eigenen Kindern, der Möglichkeit zu einer erfüllten Zweierbeziehung sowie der Fähigkeit, Konflikte, Enttäuschungen und Verluste verarbeiten zu können (Mallinckrodt, 1997).

Die Dualität zwischen Krisen versus Krankheiten als Anlässe für Beratung versus Therapie wird jedoch nicht nur von einigen Beratungstheoretiker*innen zunehmend aufgeweicht, sie entspricht auch schon lange nicht mehr der aktuellen Versorgungslandschaft. So zeigt z. B. die gegenwärtige Forschung zur ‚Systemsprenger-Problematik', dass multiproblembelastete (und damit zumeist besonders ‚kranke' Klient*innen) von Psychotherapie kaum noch profitieren, was auch in der Verwendung des Begriffs „Hard-to-reach-Klientel" deutlich wird (vgl. aktuell Giertz, Große & Gahleitner, 2021). Die hochschwelligen psychotherapeutischen Settings stellen für bestimmte Personengruppen z. B. aus dem Suchtbereich oder Trauma- und Persönlichkeitsstörungsspektrum viel zu hohe Anforderungen bezüglich Anpassung und Eigeninitiative. Beratungsangebote bieten hier alternative Möglichkeiten (vgl. u. a. Schneider, Frank, Böckle, Priet & Gahleitner, 2017; Gahleitner, Kupfer & Wesenberg, 2021; vgl. bereits Rauchfleisch, 1996/2004). Beispielhaft verdeutlicht werden kann dies etwa für Kinder und Jugendliche in multiplen psychosozialen Problemlagen, die in stationären Jugendhilfeeinrichtungen leben: Sie zeigen einerseits besonders häufig Symptome von ‚krankheitswertigen psychischen Störungen', die eine Psychotherapie indizieren, befinden sich andererseits jedoch statistisch gesehen deutlich seltener in ambulanter psychotherapeutischer Behandlung als Heranwachsende mit ähnlichen Symptomen, die nicht fremduntergebracht sind. In stationären Jugendhilfesettings gelingt es anscheinend nur schwer, wenn überhaupt, die jungen Menschen in eine weiterführende Psychotherapie zu vermitteln. Die Klient*innen entsprechen – trotz häufig bereits in den Jugendhilfeeinrichtungen begonnener konstruktiver Reflexionsprozesse sowie vorhandener Therapiefähigkeit- und -bereitschaft – bezüglich der Fülle an Problemlagen, der Möglichkeit der Termineinhaltung und des Ausmaßes der Traumatisierung offenbar nur selten der Zielgruppe niedergelassener Therapeut*innen.

Dieser scheinbare Widerspruch zwischen Behandlungsbedarf und Inanspruchnahme ist in der Alltagspraxis immer wieder zu beobachten und empirisch vielfach belegt (u. a. Giertz et al., 2021). Klient*innen stoßen im Psychotherapiebereich auf Barrieren im Hilfezugang und sind in diesem Sinne weniger „hard to reach" als vielmehr „seldom heard" (u. a. Doel, 2012; Kelleher, Seymour & Halpenny, 2014; auch als „Ethical loneliness"-Klientel bezeichnet; vgl. Stauffer, 2015). Als Zufluchtsorte kristallisieren sich für viele Klient*innen häufig Beratungsstellen heraus (in Berlin z. B. die Opferhilfe: Hilfe für Opfer von Straftaten in Berlin oder Wildwasser: Arbeitsgemeinschaft gegen sexuellen Missbrauch an Mädchen; vgl. Gahleitner & Wesenberg, 2019). Aus dieser Logik wird ersichtlich, warum psychosoziale Beratung sich zwar im Setting (z. B. niedrigschwellig, aufsuchend; vgl. Kapitel 4.2), aber nicht unbedingt im Vorgehen von psychotherapeutischen Herangehensweisen unterscheidet. Gelso und Fretz betonen bereits 2001, dass Beratung zwar als Ressourcenarbeit mit ‚normalen' Personen an einem Ende des Kontinuums und Therapie am anderen Ende als persönlichkeitsverändernde Tiefenarbeit herausgehoben werden kann, jedoch „in the broad middle-range of this continuum ... the term counseling and psychotherapy imply one and the same process“ (S. 7).

Resümee

Beratung unterstützt Klient*innen in handlungs-, entscheidungs- und veränderungsrelevanten Prozessen der Bewältigung von Krisen. Psychotherapie hingegen bietet primär Hilfe bei persönlichen Konflikten und Belastungen, die sich in psychischen Symptomen und Krankheitsbildern manifestieren. In einigen Konzepten geht Psychotherapie zudem über die individuelle Ebene hinaus und bezieht explizit soziale Dynamiken und Beziehungen bzw. soziale Systeme ein. Hinsichtlich der Anlässe scheint die Kontrastierung, Psychotherapie sei für ‚kranke, unangepasste‘ und Beratung für ‚normale, angepasste‘ Personen zuständig, allerdings überspitzt und mit Blick auf die Versorgungsrealität (in der Beratung häufig mit psychosozial hoch belasteten Menschen arbeitet, für die sich Psychotherapie als zu hochschwellig erweist) keineswegs zutreffend, wie Patterson bereits 1986 zusammenfasst: „Thus a distinction in terms of severity of disturbance or of the kinds of clients dealt with is an artificial one“ (S. xvii).

4.2 Beratungs- und Therapiesettings und -kontexte – Universalangebot versus spezifische medizinisch-gesundheitliche Versorgung

Die wohl klarste Differenzierung und die größten Unterschiede zwischen Beratung und Therapie finden sich mit Blick auf die bereits angesprochenen Settings und Kontexte (Nestmann, 2002). So bedarf Psychotherapie, geprägt durch das Psychotherapeutengesetz im Rahmen des Gesundheitswesens, einer ärztlichen Indikation und steht somit immer im Kontext einer diagnostizierten Beeinträchtigung mit Krankheitswert. Psychotherapie legitimiert sich über den Heilungsdiskurs, der in seiner durch das Psychotherapeutengesetz regulierten Form einen Rahmen aus Diagnostik, Indikationsstellung und heilkundlicher Ausrichtung liefert. Beratung findet dagegen nicht wie Psychotherapie nur im medizinisch-gesundheitlichen System, sondern in verschiedenen gesellschaftlichen Teilsystemen statt, wie in Bildungseinrichtungen, beruflichen Kontexten, für Ehe und Familien, in psychosozialen Versorgungseinrichtungen (Feltham & Hanley, 2017). Sie ist theoretisch wie praktisch stark durch diese unterschiedlichen gesellschaftlichen Kontexte und sozialen Systeme geprägt (u. a. Erziehung, Bildung, Gesundheitsvorsorge, Frauengleichstellung, vgl. z. B. Großmaß, 2007a). Beratung will dabei in ihrer jeweiligen Verortung in Konfliktsituationen verschiedene Alternativen abwägen, wie gefühlt, gedacht und gehandelt werden könnte, aber auch Lebensbedingungen des Individuums und der Interaktion von Person und Umwelt verändern helfen. Psychosoziale Beratung bietet auf diese Weise Orientierungsangebote, die „zwischen den Anforderungen der gesellschaftlichen Funktionssysteme und den Verarbeitungsmöglichkeiten der individuellen Psyche ... helfen, die Exklusion ... möglichst niedrig zu halten" (Großmaß, 2006, S. 5).

Beratung verfolgt auf diese Weise einen starken Kontextbezug und ist offen für das Einbeziehen sozialer, ökonomischer wie kultureller Kontexte der Problematik und der Ratsuchenden in den Beratungsprozess (Deloie, 2011; Gahleitner, 2020; Gelso & Fretz, 2001; Gerstenmaier & Nestmann, 1984; Großmaß, 1997, 2007a; Nestmann, 1997a; Pauls & Reicherts, 2013). Gearbeitet wird sowohl mit den alltäglichen Deutungs- und Bewältigungsmustern der Ratsuchenden, unter Berücksichtigung der gesellschaftlich vorliegenden Chancenstruktur, als auch mit deren sozialen Netzwerken, wodurch gegebene und fehlende Ressourcen und Beschränkungen kontextualisiert werden können (Kupfer, 2015; Kupfer & Nestmann, 2018). Dabei richtet auch die alltags- und lebensweltorientierte Beratung den Fokus auf die Person in ihrer Lebenswelt und hier u. a. den konkreten sozialen und materiellen Lebensverhältnissen (vgl. Richmond, 1917). Hutter (2003) z. B. nimmt Bezug auf das Selbstverständnis der Bundeskonferenz für Erziehungsberatung (bke), wonach therapeutische Arbeit ein fester Bestandteil psychosozialer Beratung ist – allerdings in anderer Einbettung und mit unterschiedlicher Zielrichtung als in klassischen psychotherapeutischen Settings. Zwar kann es auch in der psychosozialen Beratung passieren, dass trotz der sehr konkreten, lebensnahen Probleme der Ratsuchenden die „Vorderbühne des Alltagslebens" zugunsten der „Hinterbühne" der Empfindungen, Fantasien und Beziehungen vernachlässigt wird. Dennoch bleibt das

Verhältnis der Personen zu ihren Lebenskontexten und deren Anforderungen der Gesamtfokus (Nestmann, 2002).

Psychotherapie fokussiert dagegen bewusst auf Schlüsselprobleme und Störungen des persönlichen Denkens, Fühlens und Handelns eines Individuums und/oder der sozialen Kommunikation und Interaktion (Nestmann, 2002). Die Nähe zum Lebensalltag spielt dabei nicht notwendig eine Rolle (Großmaß, 2007a). Psychotherapie arbeitet gezielt kontextreduziert und bildet einen Gegensatz zum Alltag, um das Verhältnis der Person zu sich selbst beleuchten zu können. In einer tiefer gehenden Arbeit soll eine aktuelle, offene, aktive und verbale Auseinandersetzung der Patient*innen mit ihrem eigenen Erleben möglich werden. Aber was geschieht, wenn Klient*innen diesen Anforderungen – wie im letzten Unterkapitel angesprochen – nicht gewachsen sind? Beratungssettings antworten darauf mit Setting- und Kontextmerkmalen der Niedrigschwelligkeit und Offenheit (vgl. u. a. Knab, 2013; Hollstein-Brinkmann & Knab, 2016). Durch die heutige Allgegenwärtigkeit von Beratung ist sie schwellenniedriger als Psychotherapie mit deren Voraussetzung einer Diagnose mit Krankheitswert. Der Zugang zum Beratungsangebot ist dagegen nicht formell geregelt, sondern offen (Großmaß, 2007a; Nußbeck, 2019).

Ein immer häufiger in diesem Zusammenhang diskutiertes Beratungssetting ist die halbformalisierte Form der „Tür-und-Angel-Beratung". Beratung entlang dieser Ausrichtung findet hier zumeist im Übergang zu anderen Handlungsformen wie Begleitung, Betreuung oder Bildung statt. Menschen sprechen dann Professionelle im Übergang zwischen geschlossenen Räumen oder außerhalb davon an, in uneindeutigen Settings, im Zwischenraum bzw. in „Tür-und-

Angel-Situationen". Diese Kontaktaufnahmen – zu verstehen als Ausdruck von Beratungswünschen – sind in verschiedensten halbformalisierten Arbeitsfeldern und alltagsnahen Kontexten (u. a. sozialpädagogische Familienhilfe, Betreutes Wohnen, Schulsozialarbeit) mit Beratung als Querschnittsaufgabe häufige, wenn nicht gar alltägliche Formen der Interaktion (von Bebenburg, 2005/2012; Hollstein-Brinkmann & Knab, 2016; Knab, 2013). Dabei spiegeln sich in den Angeboten halbformalisierter Beratung als Tür-und-Angel-Beratung die Inhalte und Ziele einer lebensweltorientierten Beratung (Thiersch, 2004/2007) wider (Eckert, 2017). So handelt es sich hier um flexible, integrierte Hilfen, die vor dem Hintergrund eigensinniger Lebensentwürfe und je individueller Bewältigungsressourcen dabei unterstützen, mit den zunehmend komplexer werdenden Anforderungen der Lebenswelt zurechtzukommen. „Offene Angebote ergänzen die formalisierten Beratungsangebote und setzen dabei die Maximen der Niedrigschwelligkeit, der Sozialräumlichkeit und der Partizipation um" (ebd., S. 19).

Tür-und-Angel-Beratungen bergen spezifische Anforderungen an die professionellen Helfer*innen (Knab, 2008, 2013, 2014; Hollstein-Brinkmann, 2010), wie z. B. Offenheit als Qualitätsmerkmal auszuweisen und die damit häufig einhergehende Rollenunsicherheit auszuhalten und zu reflektieren. Es muss ad hoc und ein der Situation angemessenes professionelles Handeln entwickelt werden – z. B. durch Schaffung eines der Bedarfslage entsprechenden spezifischen Rahmens, in dem Angebote der Beratung abgeholt werden können –, ohne dass Ratsuchende sich klientifiziert oder pädagogisiert fühlen. Durch die charakteristische Offenheit der Tür-und-Angel-Beratung können Adressat*innen das Beratungssetting vielmehr großflächig mitgestalten: Sie wählen Situation, Ansprechpartner*in, Zeitpunkt, Dauer (z. B. beim Pausenkaffee, während der Bahnfahrt) und Ort (meist offene Räume) sowie Intensität und können sich damit auch ohne Legitimation aus dem Kontakt wegbewegen (Knab, 2013, 2014). Tür-und-Angel-Beratungen können so ungleiche Verteilungen der Initiativ- und Kontrollkompetenzen und damit auch die Verteilung von Macht relativieren. Klient*innen gewinnen in den offenen Settings an Handlungssouveränität und Dispositionsmacht hinzu (Hollstein-Brinkmann, 2016), indem ihre Entscheidungen (z. B. über Thema, Raum, Zeit) die Beratung initiieren und mit strukturieren. Knab (2013, 2014, 2016) spricht daher von verschiedenen Gerechtigkeitsperspektiven, die über und durch Tür-und-Angel-Beratungen möglich werden:

a) *Offene Beratungssituationen* ermöglichen für bestimmte Adressat*innengruppen, die nicht dem Bild des „homo consultabilis" (Thiersch, 1989) entsprechen, eine leichtere Kontaktaufnahme (z. B. Beratung für Männer: Beier, Jungnitz & Walter, 1996; vgl. auch Hollstein-Brinkmann, 2010; oder Beratung für Jugendliche: Neumann, 2016; Paulick & Wesenberg, 2019). Am Beispiel der Schulsozialarbeit zeigt Eckert (2017), dass gut drei Viertel der fest vereinbarten, formalisierten Beratungstermine von den Schüler*innen nicht wahrgenommen werden, sodass eine offenere, niedrigschwelligere Form z. B. als Tür-und-Angel-Gespräche gegebenenfalls einen geeigneteren *Zugang* für die Themen- und Problembearbeitung bieten könnten (Knab, 2013, 2014, 2016).

b) *Verhandlungsgerechtigkeit* umfasst die bereits beschriebenen Verhandlungsweisen, -tempi, -orte und -kontexte der Adressat*innen, die den inneren Zugang zu Beratung sicherstellen und die Anfänge eines gemeinsamen Beratungshandelns bestimmen. In offenen Beratungssettings liegt zudem strukturell die Perspektive, die Expert*innen- und Definitionsmacht der beratenden Personen zu überwinden. Expert*innentum besteht in offenen Settings schließlich nicht mehr im „Besserwissen" oder „Mehrwissen", sondern darin, Gestaltungsräume zu initiieren und zu begleiten, damit Adressat*innen ihr eigenes Expertentum weiterentwickeln (Knab, 2013).
c) Im Rahmen der *Anerkennungsgerechtigkeit* werden existierende kollektive Verhandlungs- und Bewältigungskontexte sowie alltäglich-informelle Hilfeprozesse anerkannt, gestützt und gegebenenfalls neu entwickelt sowie ausgebaut. Chancen offener Settings mit den darin liegenden Solidarisierungs- und Veröffentlichungsprozessen werden wahrgenommen und gefördert.
d) Schließlich wird im Rahmen der *Ausstattungsgerechtigkeit* danach gefragt, inwieweit offene Settings in Leitbild, Finanzierung, Arbeitsplatzbeschreibungen und Teamreflexionen verankert sind; wie viel Zeit und Ressourcen dafür zur Verfügung stehen („geplante unverplante Zeit", Knab, 2016, S. 65); wie Beratungssettings innerhalb von Einrichtungen mit je verschiedenen Formalisierungs- und Verbindlichkeitsgraden aufeinander abgestimmt werden und inwieweit offene Beratungssettings mit ihren je spezifischen Möglichkeiten für sich und in ihrer Relevanz für formalisierte Settings wertgeschätzt werden (vgl. auch ebd., S. 83ff.).

Resümee

Beratung findet in sehr verschiedenen und variablen Settings in personalen, gruppen- und netzwerkbezogenen Zusammenhängen bis hin zu politischen Feldern statt. Dagegen bewegt sich Psychotherapie in einem geschlossenen, meist dyadischen Setting, das aufgrund der rechtlichen Rahmungen klar begrenzt wird. Entsprechend impliziert Psychotherapie in sehr viel stärkerem Maße formalisierte Prozesse und gilt als spezialisierter und zugleich hochschwelliger, während Beratung in verschiedener Hinsicht als offener und niedrigschwelliger beschrieben werden kann. Dies gilt sowohl hinsichtlich der konkreten Zugangsweisen und Prozesse in der Beratungspraxis als auch in der bewusst offenen Definition als Unterstützungsform, die neben formalisierter Beratung auch halbformalisierte und informelle oder Tür-und-Angel-Beratung – im Sinne der Verwirklichung von ausgeprägten Gerechtigkeitsperspektiven – einschließt.

4.3 Funktionen von Beratung und Psychotherapie – Ressourcenförderung versus Krankheitsbewältigung?

Als übergreifendes Ziel von Therapie wie auch Beratung konstatieren Feltham und Hanley (2017) „to facilitate clients' own resourcefulness, insight, problem-solving capacities, happiness, and so on" (S. 12). Allerdings unterscheiden sich die gegenwärtigen Therapie- und auch Beratungsschulen in ihren Zielen: „Some being altogether wary of 'aim attachment' and some being explicitly goal-oriented and driven to reach and demonstrate successful outcomes" (ebd.).

> „Each has its own particular range of aims: behaviour therapies address highly focused, concrete problems; psychoanalytic therapies seek to assist people to become simply somewhat less miserable than they have been; humanistic and transpersonal therapies are interested in only radical changes." (Feltham, 1995/1997b, S. 91)

Feltham und Hanley (2017) listen in den verschiedenen Schulen mögliche Ziele auf, die sich weitgehend auch in der Beratungsliteratur finden (u. a. McLeod, 1993/2004, 2019; Schubert, 1999; Sickendiek, Engel & Nestmann, 2002; vgl. Tabelle 1).

Unterschiede finden sich zwischen psychosozialer Beratung und Psychotherapie z. B. mit Blick auf die präventive Arbeit. Kann Therapie auch sekundär- und tertiärpräventiv sein, hat sie ihren Schwerpunkt dennoch in der Wiederherstellung von Gesundheit. Prävention, Rehabilitation und Entwicklungsförderungsaspekte liegen vielmehr im Funktionsbereich von Beratung (u. a. Gelso & Fretz, 2001; Jones-Smith, 2021; Gahleitner, Maurer, Ploil & Straumann, 2013; Pauls & Reicherts, 2013). Neben Prävention und Entwicklungsförderung bilden auch die Hilfe zur Problembewältigung und das Informations- und Wissensmanagement zwei weitere ‚Identitätspfeiler' von Beratung. Beratung ist immer oder meist auch Information, wobei Beratung mehr umfasst als schlichte Informationsweitergabe. Vielmehr soll Beratung zu einem reflektierten Umgang mit Informationen verhelfen – Informationen, die vielen Klient*innen in der heutigen mediatisierten Welt zwar umfassend und schnell zur Verfügung stehen, allerdings häufig auch unstrukturiert, widersprüchlich und hinsichtlich ihres ‚Wahrheitsgehalts' schwer einschätzbar erscheinen. Beratung

Tabelle 1: *Sammlung an Therapiezielen (nach Feltham & Hanley, 2017, S. 13–15)*

Ziele	Beschreibung	Beispiel/Anmerkung
Unterstützung	Wärme, wertschätzendes und nicht-urteilendes Verhalten	aktives Zuhören
psychoedukative Orientierung	z. B. persönliche Kompetenzen fördern, Informationen geben, coachen	Soziale-Kompetenz-Trainings, Elterntrainings
Anpassung und Ressourcensuche	Problemlösefähigkeiten, Kontextinformationen geben	über Arbeitsabläufe in Organisationen informieren
Krisenintervention und Krisenmanagement	einfühlsam und nicht zudringlich bei der psychologischen Stärkung helfen, Psychopathologien vermeiden	z. B. nach Flugzeugunglück, Banküberfall, Verkehrsunfall
Problemlösung und Entscheidungsfindung	Probleme, Gefühle und Zweckmäßigkeiten analysieren	Umgang mit schwierigen zwischenmenschlichen Beziehungen klären

Ziele	Beschreibung	Beispiel/Anmerkung
Symptomverbesserung	für viele, die professionelle Hilfe in Anspruch nehmen, vorerst im Mittelpunkt, insbesondere in der Verhaltenstherapie	„depressive*r Klient*in will weniger depressiv sein“
Einsicht und Verstehen	Gründe für die problematischen Gefühle, Gedanken und Verhaltensweisen verstehen	insbesondere in der Psychoanalyse Ziel der tieferen Einsicht
Heilung	Psychotherapie strebt in der Folge von (diagnostizierbarer) Krankheit häufig nach Heilung, kurativer Intervention und ärztlicher wie psychologischer Behandlung	von vielen Therapeut*innen und vor allem Berater*innen eher gemiedener Begriff und damit auch oft nicht artikuliertes Ziel
Selbst-Aktualisierung	sich selbst besser kennenlernen, „ein besserer Mensch werden“	„offener werden“, „sich selbst finden“

Ziele	Beschreibung	Beispiel/Anmerkung
Persönlichkeitsveränderung	professionelle Hilfe lässt einen Menschen zu einem anderen werden	von kognitiv-behavioralen Therapeut*innen und kurzzeittherapeutischen Ansätzen eher gemiedene Ansicht
Sinnsuche und transzendentale Erfahrung	existenzielle, spirituelle oder metaphysische Sinnsuche in der Therapie	‚Religionsersatz'?
systemische, organisationale und soziale Veränderung	z. B. Netzwerkintervention, Supportförderung	Veränderungen innerhalb der Familie, Konfliktlösungen innerhalb von Organisationen

kann hier Hilfe bei der Ordnung, der persönlichen Gewichtung und Wertung verschiedener Informationen leisten und sie zudem an subjektive Wissensbestände und Einstellungsmuster anschlussfähig machen. Hierbei stellt sich auch die Aufgabe, Expert*innenwissen und Fachinformationen mit dem Alltagswissen von Klient*innen vereinbar zu machen und in alltagsrelevantes Handlungswissen umzusetzen (Nestmann, Sickendiek & Engel, 2007).

Auch in der Psychotherapie kommt der Vermittlung von Informationen eine wichtige Bedeutung zu. Psychoedukation als „systematische, didaktisch-psychotherapeutisch aufbereitete Maßnahme, die dazu geeignet ist, Patienten und deren Angehörige über ihre Erkrankung und mögliche Behandlungsformen zu informieren“ (Arbeitsgruppe Psychoedukation, 2003, S. 3; vgl. auch Petermann & de Vries, 2019, S. 192) ist heute nahezu selbstverständlicher Bestandteil in vielen therapeutischen Behandlungsprozessen. Psychoedukation soll die Krankheits- wie Behandlungseinsicht fördern, ein angemessenes Störungskonzept vermitteln und den Umgang mit der psychischen Erkrankung sowie ihren Symptomen erleichtern. Die Informationen, die in der Psychotherapie eine Rolle spielen, bleiben dabei allerdings thematisch stark auf die diagnostizierte psychische Erkrankung und deren Behandlung begrenzt: Der*die Therapeut*in „dolmetscht und versucht, die krankheitsrelevanten Aspekte in die Sprache des Patienten zu übersetzen, um dem Patienten bisher nicht-bewusste Zusammenhänge zu erklären und damit ‚Aha-Erlebnisse‘ zu ermöglichen. Diese ‚Weiterbildung‘ in Sachen Erkrankung zählt zum allgemeinen Standard“ (Arbeitsgruppe Psychoedukation, 2003, S. 3). Dabei treten Therapeut*innen in der Rolle fachkundiger Expert*innen auf, die Fachwissen für die Patient*innen übersetzen.

Die Wissensbestände und der Umgang damit lassen sich in Beratungsprozessen hingegen nicht so deutlich in einem hierarchischen Verhältnis verorten. Vielmehr betonen Engel, Nestmann und Sickendiek (2018) eine Perspektive, die in psychosozialer Beratung von besonderer Bedeutung ist und als „positives Nichtwissen" (angelehnt an Gelatts Konzept einer „positiven Nichtsicherheit", vgl. Gelatt, 1989; Gelatt & Gelatt, 2003) aufseiten der Beratenden beschrieben werden kann. Demnach ist neben Faktenwissen, Alltagswissen, Routinewissen, Prozesswissen und Handlungswissen auch das Nichtwissen – bei Berater*innen wie Klient*innen – in Beratungsprozessen stets präsent. Beratung kann in diesem Sinne als „sozial konstruierter dialogischer Umgang mit Wissen und Nichtwissen" (Engel et al., 2018, S. 104) gerahmt werden. Dabei betonen Engel und Kolleg*innen (2018) unter Verweis auf Anderson und Goolishian (1992), dass „eine Sensibilität dem eigenen Nicht-Wissen gegenüber ein Garant nicht nur für Lebensweltnähe, sondern auch für die Abkehr von einer expertokratischen lebensweltfremden Perspektive ist" (Engel et al., 2018, S. 104).

Entlang eines solchen Ansatzes müssen also nicht nur Klient*innen, sondern auch Berater*innen lernen, in ihrer beruflichen Praxis und ihrer Wissenschaft vermehrt mit Informationsüberflutung, Komplexität, Nichtwissen, Vieldeutigkeit und Paradoxien (Schütze, 2000) umzugehen. Daran wird auch sichtbar: Beratung ist keine allein psychologische Domäne (vgl. aktuell Düßler, 2019a, 2019b; Gregusch, 2013; Ortmann, 2018; Sickendiek et al., 2002). Pädagogik und Soziale Arbeit haben sich explizit mit antinomischen Grundstrukturen professionellen Handelns (Helsper, 2000) beschäftigt. Professionelle Beratung weiß in diesem Sinne um die Brüchigkeit und Begrenztheit ihres Wissens und geht trotzdem offensiv, reflexiv und produktiv damit um (Lackner, 2012). Damit ist jedoch kein Handeln ‚aus dem Bauch heraus' gemeint, wie dies in Beratung und Sozialer Arbeit häufiger konstatiert wird. Vielmehr geht es um die Kompetenz einer „strukturierte[n] Intuition" (Gahleitner, 2005, S. 130, Erg. v. Verf.), die sich vor einem breiten Wissenshintergrund gekonnt und systematisch entfaltet.

Neben informativen, präventiven und allgemein entwicklungsförderlichen Funktionen über den Lebenslauf übernimmt Beratung allerdings eine zentrale Rolle in der Bewältigung konkreter Lebenskrisen. Diese kurative Funktion der Hilfe bei Problembewältigung bringt Beratung in eine deutliche Nähe zu Psychotherapie. Hier gibt es einerseits große Schnittflächen zwischen Beratung und Therapie, andererseits lassen sich aber auch Unterschiede markieren: Psychosoziale Beratung hilft also eher, konkrete Probleme (im Sozialleben) zu lösen, und konzentriert sich weniger auf Persönlichkeitsanalysen, die in einzelnen therapeutischen Schulen im Mittelpunkt stehen (Woolfe, 1998; vgl. auch Culley, 1991/2015; Egan, 2001). Neben der Krisenbewältigung zielt sie über reflexive und edukative Prozesse sowie die Stärkung und Nutzung bestehender Bewältigungsressourcen auf Kompetenzentwicklung und persönliches Wachstum. Dagegen soll in der Psychotherapie über die Modifikation von Verhalten, Interaktionen, Kognitionen und/oder Emotionen die psychische und psychosomatische Gesundheit (und ‚Normalität') wiederhergestellt werden – bis hin zur grundlegenden Änderung von Persönlichkeit (Nestmann, 2002).

Um das psychotherapeutische Ziel, emotionale Zustände und Verhaltensprobleme zu ändern und resultierende psychische Störungen zu ‚heilen', werden zumeist länger andauernde Arbeitsbündnisse zwischen Therapeut*innen und Patient*innen und häufigere Termine assoziiert (Jones-Smith,

2021; Nestmann, 2002; Woolfe, 1998). Die Reflexion der Beziehung zwischen Therapeut*in und Klient*in scheint entsprechend in der Psychotherapiepraxis, -theorie und -forschung traditionell wie auch in aktuellen Strömungen sehr relevant und wird im Vergleich zu Beratungstheorie und -praxis deutlich stärker in den Vordergrund gerückt. Beratung wird zudem oft als kurzfristiger wahrgenommen, mit weniger Terminen und zeitlich überschaubar angelegt – auch um ihre Niedrigschwelligkeit zu erhalten (Schrödter & Ziegler, 2007). Diese Unterscheidung kann jedoch als eher überholt gelten. In der aktuellen deutschen psychotherapeutischen Kassenversorgung sind Langzeittherapien inzwischen die Ausnahme, Kurzzeittherapien mit manualisiertem, symptombezogenem Charakter die Regel und kaum noch auf Persönlichkeitsstrukturveränderungen und längerfristige biografische Prozesse ausgerichtet. Beratungseinrichtungen begleiten Klient*innen dagegen über deutlich längere Zeitabschnitte. Generell (und sofern professionell ausgeübt) treten in beiden Handlungsfeldern Professionelle mit anderen Menschen in ein intensives Interaktionsverhältnis ein, um dauerhafte, ‚positive' Veränderungen der Klient*innen zu erzielen (Martin, 1977). Es lohnt sich daher, das Verhältnis zwischen Beratung und Psychotherapie – auch im Bereich der professionellen Beziehungsgestaltung – stets neu auszuloten und genauer zu betrachten.

Resümee

Auch bezüglich der Funktionen und Zielsetzungen von Psychotherapie und Beratung lässt sich ein großes Überschneidungsspektrum ausmachen. Beide Hilfeformen arbeiten in Richtung der Verringerung subjektiven Leidens *und* der Verbesserung der Lebensqualität. Dennoch fokussiert Psychotherapie in ihrem Setting, ihrer Methodik wie ihrer Vorgehensweise stärker die Wiederherstellung von Gesundheit, Beratung dagegen mehr präventive, rehabilitative, lebenspraktisch-informationsbezogene und entwicklungsfördernde Aspekte. Nestmann (2002) hält jedoch zu Recht fest, dass die damit häufig zugleich assoziierte unterschiedliche Zeit- und Funktionsperspektive in der Realität immer weniger zu einer trennscharfen Unterscheidung von Beratung und Therapie führt.

4.4 Hilfeformen in Beratung und Psychotherapie – Breit gefächerter Eklektizismus versus formalisierte Schulenabhängigkeit?

Psychosoziale Beratung bedient sich traditionellerweise unterschiedlicher, auch psychotherapeutischer Methoden, aber eben auch nicht-psychologischer, z. B. informationszentrierter, pädagogischer, sozialer Verfahren (vgl. Nestmann & Engel, 2002). Insbesondere die Alltagspraxis der Beratenden ist durch eine schulenübergreifende und pragmatisch-eklektische Handhabung unterschiedlicher Methoden, Techniken und Ansätze geprägt:

> „Beratung ... verstand sich eh und je als eine stärker eklektisch integrative Handlungsorientierung. Auch als die Gralshüter einer schulenbezogenen reinen Lehre sich noch erbitterte Grabenkämpfe um die ‚richtige' psychotherapeutische Veränderungsmethode lieferten, definierten Bera-

tungstheoretiker der unterschiedlichen Beratungsdisziplinen bereits ihr methodisches Vorgehen als ein eklektisch-integratives." (Nestmann, 2004/2014, S. 788)

Auch in der Psychotherapietheorie und -praxis kann seit Längerem eine deutlich integrative psychotherapeutische Perspektive ausgemacht werden (Grawe et al., 1994; Wampold, Imel & Flückiger, 2018), „die in ihrer Konzipierung beispielsweise der Ressourcenorientierung durchaus Nähen zur Beratung aufweist" (Engel, 2003, S. 225).

Eben jene integrative Perspektive, die Beratung wie Psychotherapie jeweils mehr oder auch weniger tangiert, kann als Folge der Wirksamkeitsforschung und der daran anschließenden – da aus ihr resultierenden – Entdeckung der Common Factors betrachtet werden. So zeigen unterschiedliche Metaanalysen zur Wirksamkeit von Therapien (zur Übersicht u. a. Wampold et al., 2018), dass diese überwiegend ihr Ziel erreichen und hilfreich sind. Lange Zeit konzentrierte man sich in der Erforschung der Fragen, warum, in welcher Form, bei wem und wie Psychotherapie wirkt (in der Art eines „medizinischen Modells von Psychotherapie"; Wampold, 1948/2009; Wampold et al., 2018) auf die unterschiedliche Effektivität der verschiedenen (Therapie- und Beratungs-)Schulen (Lambert, 1992; vgl. zu den unterschiedlichen Therapie-/Beratungsschulen z. B. Feltham et al., 2017; Ivey, D'Andrea & Bradford Ivey, 2012; Jones-Smith, 2021; Meier & Boivin, 2011; Nestmann, Engel & Sickendiek, 2004/2014a, 2004/2014b). Die meisten Studien kommen dabei allerdings zu dem Schluss, dass höchstens minimale, meist keine Wirkungsdifferenzen zwischen den methodischen und theoretischen Herangehensweisen bestehen – die spezifischen Strategien und Techniken einer bestimmten Beratungs- oder Therapierichtung also größtenteils zu nahezu den gleichen Ergebnissen führen (u. a. Frank, 1961/1981; Lambert & Bergin, 1994; Luborsky, Singer & Luborsky, 1975; Ogles, Anderson & Lunnen, 2006: Smith & Glass, 1977; für eine aktuelle Übersicht vgl. Wampold et al., 2018).

Mit der Vielzahl an Studienergebnissen, die nur geringe Wirkdifferenzen belegen, wurde gleichzeitig die Überzeugung der meisten Therapeut*innen und Berater*innen infrage gestellt, dass (nur) ihre eigenen speziellen Techniken und Interventionsstrategien einen positiven Effekt auf Klient*innen haben, und heftige Diskussionen und Widerstände entbrannten (McLeod, 1993/2004, 2019). In der Fachwelt wurde der Effekt, dass verschiedene Methoden mit unterschiedlichen Herangehensweisen zum gleichen Therapieergebnis führen, als „Dodo-Bird-Verdict" bekannt (vgl. Luborsky et al., 1975; unter Bezug auf Rosenzweig, 1936). Erste Metaanalysen in den 1970er- und 1980er-Jahren bestätigen Rosenzweigs (1936) frühe Annahme, dass „there are inevitably certain unrecognized factors in any therapeutic situation – factors that may be even more important than those being purposely employed" (S. 412). Seit den 1990er-Jahren und bis heute (Wampold et al., 2018) folgten exemplarische Studien und methodologisch einwandfreie Metaanalysen, die zuverlässige Beweise dafür lieferten, „that there were small, if not zero, differences among treatments" (Wampold, 1948/2009, S. 118). Auch Studien, die eigentlich die Überlegenheit der eigenen Methode hervorheben sollten, konnten dies oft nur bestätigen.

Daraus entstand, angeregt u. a. von Lambert (1992), Lambert und Bergin (1994) sowie Asay und Lambert (2001), die Debatte um ‚unspezifische' Wirkfaktoren

(‚common factors'). Die Annahme lautete, es gebe strukturelle Gemeinsamkeiten innerhalb der Verfahren, die jedoch in der für die jeweilige (z. B. psychoanalytische, behaviorale oder humanistische) Schule zentralen Veränderungstheorie nicht hervorgehoben wurden. Diese ‚gemeinsamen Faktoren' – z. B. Hoffnung, (Veränderungs-)Erwartung, Vertrauen in die emotionale Beziehung, Glauben und korrigierende Erfahrung – könnten eben jene für alle therapeutischen Schulen relevanten Variablen sein, die den Großteil der Veränderung bei den Klient*innen anregen (Frank, 1961/1981; Garfield, 1973; Lambert, 1992; Wampold et al., 2018). Im Rahmen eines – zum o. g. medizinischen Metamodell konträren – kontextuellen Metamodells betonten Wampold, Imel und Flückiger (2018; vgl. auch Wampold, 1948/2009) die *sozialen* Heilungsaspekte der Psychotherapie, wie etwa die Beziehungen zwischen den Therapiebeteiligten, und schlagen die drei Wirkungmechanismen Beziehung, Erwartungen und Behandlungsdurchführung als Weg zur ‚erfolgreichen' Intervention vor.

> „Während das Medizinische Metamodell voraussagt, dass einige Behandlungen wirksamer als andere sind, behauptet das Kontextuelle Metamodell, dass psychotherapeutische Behandlungen – metaanalytisch gedacht – homogen wirksam sein werden. Das heißt, dass alle Behandlungen gleichermaßen wirksam sind, vorausgesetzt, dass sie alle Elemente der drei Wirkmechanismen enthalten." (Wampold et al., 2018, S. 118)

Trotz der Vielzahl an Untersuchungen zu den ‚allgemeinen', gemeinsamen, unspezifischen Wirkfaktoren, war – und ist bis heute – ihre ‚Erklärungskraft' für die Beratungs-/Psychotherapieforschung und -praxis unterschätzt (Großmaß, 2009). Denn auch wenn viele Therapeut*innen sich selbst nicht als ‚integrativ' beschreiben, so scheinen doch viele Praktiker*innen verschiedene Erklärungskonzepte und Techniken in ihrer Arbeit zu assimilieren, die zu mehr als einer theoretischen Perspektive gehören und allgemeinen Wirkprinzipien folgen (Poznanski & McLennon, 1998). Einige Forscher*innen gehen sogar davon aus, „that ‚pure form' approaches to practice exist only as a myth" (Horton, 2012, S. 243). Es scheint, die in der Evidenzbasierung viel beschworene manualisierte Vorgehensweise existiert vornehmlich auf dem Papier.

Die Debatte um allgemeine Wirkfaktoren lässt Psychotherapie und Beratung somit abermals als ein Kontinuum begreifen – denn Psychotherapie und psychosoziale Beratung verfügen über vergleichbare Methoden-Sets (Großmaß, 2007a). So finden z. B. in beiden Gespräche statt, über die Intimes und Schmerzhaftes berührt werden kann (Thiersch, 2004/2007). Für beide höchst interaktional angelegte Unterstützungsformen zeigt sich eine bindungssensible, professionelle Beziehungsgestaltung als zentraler Wirkfaktor (Gahleitner, 2017).

Ebenso sind Übungen, die ungewohntes Körpererleben ermöglichen, oder das Herstellen systemischer Zusammenhänge Elemente beider professioneller Dienste (Großmaß, 2007a). Beide können sogar in der konkreten Handlungsweise hoch deckungsgleich sein. So ist für außenstehende Beobachter*innen in einer mikroperspektivischen Momentaufnahme (einzelner Therapie- und Beratungssitzungen) möglicherweise kein Unterschied z. B. zwischen Kurzzeittherapie und lösungsorientierter Beratung erkennbar

(Engel, 2003; Engel et al., 2004/2014; Großmaß, 2007a; Nestmann, 2002).

Dennoch, so Großmaß (2007a), bleibt Psychotherapie trotz aller Trends zur schulenübergreifenden Öffnung und Methodenintegration in der Realität auf psychologische und psychotherapeutische Methoden begrenzt und enger an die jeweils eine oder mehrere zugrunde liegende/n psychotherapeutische/n Richtung/en gebunden. Unter anderem die rechtliche Einbettung von Psychotherapie als heilkundliches Verfahren ‚erzwingt' in Deutschland nach wie vor die Zuordnung zu einem therapeutischen Richtlinienverfahren. In § 19 „Kombination von Psychotherapieverfahren" der Psychotherapie-Richtlinie wird ausdrücklich festgelegt, dass „psychoanalytisch begründete Verfahren, Verhaltenstherapie und Systemische Therapie ... nicht kombinierbar [seien], weil die Kombination der Verfahren zu einer Verfremdung der methodenbezogenen Eigengesetzlichkeit des therapeutischen Prozesses führen kann". Die Zuordnung von Psychotherapie zu einem Verfahren ist damit formal-rechtlich notwendig und markiert ein klares Unterscheidungskriterium gegenüber psychosozialer Beratung.

Resümee

Auch wenn Psychotherapieliteratur konzeptionelle Maximen der psychosozialen und sozialpädagogischen Beratung wie Ressourcen- und Lösungsorientierung, Handlungsbezug sowie Transparenz und Klärung diskutiert (Engel et al., 2004/2014; Nestmann & Engel, 2002; Nestmann & Sickendiek, 2018), besteht ein gravierender Unterschied zur Beratung allein durch ihren hohen Formalisierungsgrad. Psychotherapie und Beratungsorientierungen sind zwar bezüglich integrativer und schulenübergreifender Orientierungen (Engel et al., 2004/2014; Nestmann, 2002) und der Bedeutung allgemeiner Wirkfaktoren (‚common factors'; u. a. Grawe,1998) methodisch verbunden (Kupfer, 2015), in der Beratung ist jedoch das integrativ-eklektische Vorgehen konzeptionell wie praktisch traditionell stärker etabliert und auch in der Herangehensweise durch lebensweltliche, alltagsorientierte und auch gesellschaftsreflexive Aspekte anders ausgerichtet. In der Psychotherapie treten hingegen aktuell spirituelle und humanistische Aspekte, die in ihrer Entstehung eine starke Rolle gespielt haben, zugunsten des Fokus auf die Pathologie des*der „Patient*in" in den Hintergrund. „Bezogen auf die humanistischen Postulate der Psychotherapie ergab sich eine Verschiebung von den individuellen Erfahrungen des selbstbestimmten ‚Klienten' hin zu einem Fokus auf die Pathologie des ‚Patienten'" (Wampold et al., 2018, S. 59).

4.5 Beraterische und therapeutische Zuständigkeiten und Organisationsformen – Multi- versus Unidisziplinarität?

Als ein letztes Kontinuum, auf dem Beratung und Psychotherapie unterschiedliche Pole bilden können, lassen sich Zuständigkeiten und Organisationsformen benennen (Nestmann, 2002). So findet Beratung hinsichtlich ihrer Organisations- und Institutionalisierungsformen häufig in nichtklinischen Feldern statt, wenngleich im Gesundheitswesen vermehrt klinische Felder der Gesundheitsberatung hinzukommen: „Psychotherapists work largely in clinical and medical settings, while counsellors work across a wider range of arenas including educational institutions and the workplace" (Woolfe, 1998, S. 6). Des Weiteren speist Beratung sich in ihren theoretischen Modellen und Handlungskonzeptionen aus unterschiedlichen Disziplinen und Handlungsfeldern, unter denen das psychotherapeutische nur eines ist. Sie ist in zentrale Wissenschaftsdisziplinen wie Philosophie, Psychologie, Soziologie und Pädagogik eingebunden (Chur, 2002; Engel, 2003; McLeod, 1993/ 2004, 2019; Nestmann, 2002; Peavy, 2006; Sickendiek et al., 2002; Straumann, 2001; Nestmann et al., 2004/2014a, 2004/2014b). So sind Gesellschaft und Kultur untrennbar mit Beratungsprozessen verknüpft, und zugleich bringen „beraterische Praktiken eben diese Kultur und Gesellschaft mit hervor" (Engel & Nestmann, 2020, S. 29).

Psychotherapie, die außer in Kliniken vornehmlich privat organisiert ist und durch die zuständigen Versicherungsträger finanziert wird, findet dagegen regelhaft unidisziplinär klinisch-psychologisch bzw. bidisziplinär in einer ärztlich-psychologischen Orientierung statt (Nestmann, 1997a). Dagegen werden in Beratungsstellen auch in der Praxis multidisziplinäre Teams bevorzugt. Dabei arbeiten dieselben Berufsgruppen (Ärzt*innen, Psycholog*innen, Sozial-/Pädagog*innen) in beiden Feldern – wenn auch mit deutlich unterschiedlicher Gewichtung (Großmaß, 2007a). Dieser Status quo wird mit der Novelle der Psychotherapeut*innen-Ausbildung erneut eine Veränderung erfahren. Mit dem Gesetz zur Reform der Psychotherapeutenausbildung (PsychThGAusbRefG) vom 15. November 2019, das zum 1. September 2020 in Kraft getreten ist, wird die Ausbildung von Psychotherapeut*innen fortan in Form eines Direktstudiums an Universitäten (das für Absolvent*innen einen Berufsabschluss als Psychotherapeut*in ermöglicht) sowie einer anschließenden Weiterbildung realisiert, die den Zugang zum Versorgungssystem der gesetzlichen Krankenversicherung eröffnet. Damit markiert die Gesetzesnovelle eine noch deutlichere Grenzziehung zwischen Psychotherapie und anderen Formen psychosozialer Hilfen, und Uni- versus Multidisziplinarität wird zu einem nun zentralen Unterscheidungskriterium zwischen Beratung und Psychotherapie (Paulick, 2020b). Demgegenüber avanciert Multi- und Interdisziplinarität zu einem Kernelement des Selbstverständnisses psychosozialer Beratung.

In vielen Beratungskontexten wird heute z. B. „neben der Thematisierung von Diskriminierungs- und Differenzverhältnissen, von Ungleichheitsbehandlungen selbstverständlich eine intersektionale diskriminierungskritische Perspektive“ (Gebrande, Melter & Bliemetsrieder, 2017, S. 17; Großmaß & Schmerl, 2004; Kupfer, 2019; vgl. auch Engel & Nestmann, 2020) verfolgt. Allein vor diesem Hintergrund ist Beratung – im Gegensatz zu Psychotherapie – ohne Interdisziplinarität und Interprofessionalität sowie die Zusammenarbeit und den Einbezug der theoretischen wie handlungspraktischen Ansätze und Paradigmen verschiedener Disziplinen bzw. Professionen nicht denkbar. Damit verbunden ist jedoch auch, dass Beratung ein offenes Angebot darstellt, das auf eine öffentliche Finanzierung angewiesen ist. Die Finanzierung von Beratung in den verschiedenen Bereichen und Regionen ist jedoch weder einheitlich noch gesichert. Manche Beratungseinrichtungen werden direkt über Kommunen oder Länder oder vermittelt über die Trägerschaft der Wohlfahrtsverbände bezahlt. Andere haben den Status von Trägervereinen, die öffentliche Zuschüsse immer wieder neu beantragen müssen.

Hutter (2003) macht an der Art der Finanzierung die grundlegende Abgrenzung von Therapie und (formalisierter) Beratung fest: „Psychotherapie ist das, was die Krankenkasse zahlt ..., ähnlich unaufgeregt lässt sich psychosoziale Beratung als Dienstleistung von Beratungsstellen definieren“ (S. 132). Allerdings wird Beratung in anderen Ländern (z. B. Berufs-/Laufbahnberatung in der Schweiz) sowie teilweise auch in Deutschland zunehmend häufiger als ‚privat‘ zu zahlende Dienstleistung angeboten, ebenso wie Psychotherapie als Selbstzahler*in-Leistung außerhalb der kassenärztlichen Versorgung in Anspruch genommen werden kann. Diese Entwicklung könnte eventuell zukünftig aufgrund des bereits mehrfach angesprochenen Charakteristikums der Hochschwelligkeit der Psychotherapie noch stärker die Praxis der Beratung prägen.

Resümee

Bezüglich der disziplinären Zuständigkeiten und Organisationsformen lassen sich Psychotherapie und Beratung zunächst am eindeutigsten trennen. Während Psychotherapie sich auf den klinisch-psychologischen und medizinischen Gesundheitssektor bezieht, ist Beratung interdisziplinär und multiprofessionell verortet. Beratung arbeitet dabei allerdings auch mit Klient*innen, die aus klinisch-therapeutischen Settings ausscheiden, nicht, weil sie psychopathologisch zu wenig, sondern zu stark und multifaktoriell belastet sind und den Anforderungen psychotherapeutischer Behandlung nicht entsprechen. Hier kann Beratung durchaus hilfreich werden.

4.6 Resümee zum Verhältnis von Beratung und Therapie aus der vergleichenden Analyse nach dem „Überschneidungsmodell“

Bei eingehender Betrachtung wird deutlich: Klare und trennscharfe Verortungen von Psychotherapie und Beratung auf den Kontinuen vorzunehmen, ist kaum möglich. Es erweist sich jedoch als sinnvoll, über die beschriebenen Dimensionen das Verhältnis beider Professionen näher zu bestimmen. Beide professionellen Interventionsformen haben trotz unterschiedlicher historischer Wurzeln und Zugehörigkeiten mehr Gemeinsamkeiten als nachweisliche Unterschiede. Nichtsdestotrotz sind die angeführten Unterschiedlichkeiten bezüglich der Anlässe, Settings und Kontexte, Funktionen, Hilfeformen und Methoden sowie Zuständigkeiten und Organisationsformen in der Realität von Beratung und Psychotherapie an vielen Stellen existent und für Fachkräfte wie Klient*innen auch spürbar.

Diese Position vertreten auch britische und angloamerikanische Autor*innen wie u. a. Feltham und Hanley (2017), Jones-Smith (2021), Nelson-Jones (2013) und Patterson (1986). Beratung und Psychotherapie beinhalten interpersonale Kommunikationsprozesse und regen zur Selbstbetrachtung an.

In einem innerlichen Prozess der Anregung, des Herausarbeitens von neuen Entwicklungen und Möglichkeiten, der Veränderung und Bestätigung wollen Beratung und

Psychotherapie Menschen dabei helfen, Aspekte ihres Selbst, ihrer Beziehungen oder ihres Kontextes zu erkennen, zu evaluieren, zu akzeptieren oder zu ändern. Beide versuchen, Adressat*innen dabei zu unterstützen, Dinge (für sich im alltäglichen Leben) ändern, verstehen und besser machen zu können – nur tun Beratung und Therapie dies mit unterschiedlichen Prozeduren (Peavy, 2006; vgl. auch Redlich, 1997). Die ‚unterschiedlichen Prozeduren' beziehen sich allerdings vor allem auf die Wahl des Settings und die unterschiedlichen Organisationsformen. Die immer wieder ins Feld geführte Aufsplittung zwischen Gesundheits- und Sozialsystem hält der Realität der Versorgung hingegen nicht stand.

Beide Hilfeprozesse initiieren zudem eine gleichermaßen anspruchsvolle professionelle Beziehung zwischen Hilfesuchenden und ausgebildeten Helfer*innen (Großmaß, 2004/2014, 2009; Gahleitner, 2017; Märtens & Pfeiffer, 2020). Die Art der Beziehung, so Patterson (1986), ist dabei in psychosozialer Beratung wie Psychotherapie grundlegend die gleiche und auch der Hilfeprozess unterscheidet sich nicht in Tiefe und Dauer, wie unterschiedliche Publikationen deutlich werden lassen (siehe oben; vgl. u. a. Engel, 2003; Gerstenmaier & Nestmann, 1984; Nestmann & Engel, 2002): Bei beiden Hilfeformen ist das Gelingen an eine authentische, emotional tragfähige, von Nähe geprägte und dennoch reflexiv und fachlich durchdrungene Beziehungsgestaltung gebunden (Gahleitner, 2020) und entsprechend sind Selbstreflexion und -erfahrung (z. B. in Form des Bewusstwerdens subjektiver Theorien, eigener Werte und Überzeugungen, der Reflexion der Beziehungsgestaltung zu Klient*innen etc.) wichtige Elemente der Entwicklung von Professionalität von Berater*innen wie Psychotherapeut*innen (vgl. u. a. Paulick & Wesenberg, 2020).

„Sowohl bei der Beratung als auch bei der Therapie geht es um zwischenmenschliche Beziehungen und persönliche Konflikte, die mit Hilfe kommunikativer Mittel bewältigt werden sollen“ (Nußbeck, 2019, S. 21). Carr (2009) schlussfolgert in ähnlicher Weise, dass „both counseling and psychotherapy involve engaging clients with psychological problems in a therapeutic relationship with a view to problems resolution“ (S. 7).

Anschließend an Woolfe (1998) ist zudem festzuhalten, dass Diskurse um die persönliche Identität beider professioneller Hilfsangebote und die Formulierung eigener professioneller Selbstverständnisse wichtiger sind als die theoretische Debatte darüber, ob mit Beratung und Psychotherapie gleiche oder unterschiedliche Handlungsweisen gemeint sind.

> „However, a counseling and psychotherapy dichotomy presents barely half the picture and disguises the fact that the differences within psychotherapy about what is and what is not psychotherapy are at least as great and ‘perhaps more hostile and intense’ than the possible differences between counseling and psychotherapy.“ (Horton, 1997, S. 5)

5 Schlussfolgerungen und Perspektiven psychosozialer Beratung

5.1 Ein Blick in die Gegenwart: Wie steht es um das praktisch gelebte Verhältnis von Beratung und Psychotherapie?

Interessant ist: Trotz offensichtlicher konzeptioneller und auch praktischer Konvergenzen bleiben und wachsen die professionellen berufspolitischen Distanzen. Das scheint aus beiden Richtungen auch nachvollziehbar. Psychotherapie hat in langer wissenschaftlicher und praktischer Tradition mit der Überwindung der Phase der großen Schulenstreits und einer überzeugenden empirisch fundierten Entwicklung allgemeiner psychotherapeutischer Handlungsmaximen wie differenzieller Wirkungsspezifik unterschiedlicher Ansätze, mit einem elaborierten Stand der Therapieforschung, mit der Definition klarer professioneller Standards und rechtlicher Rahmung einen Hochstand erreicht und muss an einer Sicherung des Erreichten interessiert sein. Psychotherapie mag daher eventuell Beratung als Teil bei sich einverleiben, sie wird jedoch keine Terrains abgeben. Das ist aus ‚Qualitäts'- wie ‚Markt'-Gründen nachvollziehbar, wenn auch aus einer fachlich ausgerichteten Versorgungsperspektive, die von Überlappungen profitieren würde, bedenklich.

Beratung – insbesondere psychosoziale Beratung – ist zwar ein ebenso traditionelles, breites sowie diversifiziertes Praxis- und Beschäftigungsfeld (vgl. Sickendiek et al.,

2002), aber im deutschsprachigen Raum noch nicht ausreichend konturiert. ‚Beratung' ist ein aus der Alltagssprache entlehnter Begriff, der sehr viel Unterschiedliches umfassen kann – allein daher scheint der Beratungsbegriff weit weniger konturiert und begrenzt als der Terminus ‚Psychotherapie', der (in Deutschland) bereits durch die formal-rechtliche Rahmung über das Psychotherapeutengesetz klarer bestimmt ist. Beratungstheorie und Beratungsforschung zeigen sich sehr diversifiziert und ausbildungsbezogene und berufliche Beratungsregelungen befinden sich in einem heterogenen Diskurs. Dies gilt für einzelne disziplinäre Stränge wie die psychologische Beratung, pädagogische Beratung oder Beratung in der Sozialen Arbeit und erst recht interdisziplinär übergreifend. Diese Situation unterscheidet sich deutlich von der angloamerikanischer Länder, vor allem in den USA, aber auch in Australien, Kanada oder Großbritannien. Beratung muss daher zunehmend Profil entwickeln. Um diese Entwicklung voranzutreiben, fördern die in der Deutschen Gesellschaft für Beratung e. V. zusammengeschlossenen Beratungsverbände seit 2020 ein Forschungsprojekt zur Entwicklung von Kompetenzstandards für Berater*innen. In den kommenden zwei Jahren soll wissenschaftlich fundiert analysiert werden, welche überprüfbaren Kompetenzen gute Berater*innen auszeichnen. Das Ergebnis bildet die Grundlage für den „Deutschen Qualifikationsrahmen Beratung" (DQR), und Berater*innen, die diesem Qualifikationsrahmen entsprechende Kompetenzen nachgewiesen haben, erhalten ein europaweit anerkanntes Zertifikat (DGfB, 2020; Kupfer & Schmitz, 2021).

Am Bedarf dafür mangelt es nicht. Nicht nur Klient*innen z. B. aus dem Suchtbereich sowie dem Trauma- und

Persönlichkeitsstörungsspektrum werden von psychotherapeutischen Angeboten oft nur noch randständig versorgt. Die marktorientierte Ausrichtung der Kassenpsychotherapie mit ihren symptomspezifischen Versorgungsspezifika lässt einen spürbar großen Versorgungsraum offen (Giertz et al., 2021). Beratung ist hier durchaus eine Perspektive, allerdings nicht in Form einer ‚verdünnten' Psychotherapie. Es muss die Befürchtung aller Psychotherapeut*innen wie Berater*innen sein, dass eine totalisierte, geradezu fundamentalistische kulturelle und gesellschaftliche Effizienz-, Pragmatik- und Performanzideologie Bewältigungsvorstellungen fördert, die es vor allem einer falsch verstandenen Beratungsauffassung, nämlich Beratung als „lean, light and cheap" (Nestmann, 1997b, S. 8) – schnell, billig, effizient – ermöglicht, eine fundierte Beratung mit weitergehendem Anspruch zu ersetzen. Es gilt also, eine professionelle Beratungsentwicklung in Deutschland zu etablieren sowie Beratungs- und Berater*innenregelungen zur Qualitätssicherung zu entwickeln, ohne in eine fatale Imitation der Psychotherapiegesetzes-Logiken zu verfallen (Bengel et al., 2002). Im Folgenden werden für den Bereich der psychosozialen Beratung dazu einige Überlegungen skizziert.

5.2 Das Selbstverständnis von Beratung schärfen

Entlang der aktuellen Entwicklungen der Psychotherapiegesetzesnovelle in Richtung Hochschwelligkeit und der deutlichen Grenzziehung zwischen Psychotherapie und Beratung hat sich ein beachtlich großer Raum für die professionelle Ausgestaltung psychosozialer Beratung aufgetan.

Insbesondere die gesellschaftlichen Entwicklungen veranschaulichen den ungedeckten Versorgungsbedarf dieser klaffenden Lücke zwischen Beratung und Psychotherapie. Modernisierungsrisiken und -bedrohungen einer äußeren und inneren Desorientierung und Verunsicherung sowie die Chancen und Möglichkeiten einer eigenen Entscheidung, eigener Wahl, eigener Selbstgestaltung zu nutzen, sind aktuelle Anforderungen an den modernen Menschen (Keupp, 2012). In den Prozessen der Individualisierung sowie Pluralisierung von Lebenswelten können Modernisierungsgewinner*innen interessanter, flexibler, vielfältiger leben und arbeiten (Sennett, 1998/2000). Modernisierungsverlierer*innen sind hingegen kurz- oder langfristig ausgegrenzt und marginalisiert. Beratung muss daher die Lebensführung und Lebensbewältigung von immer mehr Menschen in immer mehr Bereichen flankieren (Nestmann, 1996; Kupfer, 2020). Ist man den Anforderungen gewachsen und verfügt über zahlreiche Ressourcen, hilft das Streben nach biografischer Handlungsfähigkeit, „Kohärenz ... herzustellen und die Kontingenzen moderner Lebensformen durch eigene Entscheidungs- und Gestaltungsoption zu ‚meistern'" (Hanses & Homfeldt, 2009, S. 157; vgl. auch Alheit, 2000). Für Menschen, die durch physische wie psychische Krankheit oder gesellschaftliche Benachteiligungen beeinträchtigt sind, bewirken Risiken (vgl. Beck, 1986), soziale Differenzierungsprozesse (vgl. Bourdieu, 1993/1997) und soziale Exklusionsprozesse (vgl. Disembedding-Phänomene nach Giddens, 1990/1996) jedoch umfassenden Versorgungs- und Beratungsbedarf.

Der erfahrene Mangel an Respekt, Wertschätzung, Ansehen und sozialer Einbettung ist ein gewichtiger Faktor mit negativem Einfluss auf Teilhabe an Gesellschaft, Gesundheit und Lebenserwartung (vgl. u. a. WHO, 2001; Wilkinson & Pickett, 2010). Es bedarf daher „einer Entwicklung adäquater Reaktions- und Interventionsformen, um auch erkrankten und behinderten Menschen bzw. von Erkrankung/Behinderung bedrohten benachteiligten Menschen in ihren aktuellen Lebenskontexten angemessene Unterstützung bieten zu können" (Gahleitner & Pauls, 2019, o. S.).

Psychosoziale Beratung kann und muss hier tätig werden, wenn die entsprechenden individuellen Kompetenzen und sozialen Ressourcen fehlen, hochschwelligere Settings wie z. B. Psychotherapie eigenständig anzusteuern. Infolgedessen und in Abgrenzung zur Psychotherapie muss hier immer die Person in ihrer Lebenswelt (vgl. Richmond, 1917) bzw. die „person-in-environment" (Germain & Gitterman, 1980, S. 3) angesprochen werden, die Intervention kann sich also nicht auf individuelle Maßnahmen und eine dyadische Beratungsstruktur erschöpfen, sie muss immer die umgebenden Netzwerke, Umfeld-, Umwelt- und Lebensweltaspekte einbeziehen (Gahleitner, 2020; Kupfer, 2015). Eine derart psychosoziale Akzentuierung von Beratung kann auf diese Weise „Verbindungen zwischen einer personzentrierten ‚direct practice' und originärer ‚Sozialberatung' im Hinblick auf die Lebensbewältigung und Integration von Individuen und Gruppen in besonders prekären Lebenslagen" (Mühlum, 2005, S. 14) schaffen. Beratung kann so dazu beitragen, Menschen zu helfen, sich selbst in einem dialogisch angelegten Beratungssetting als Akteur*innen in Bezug z. B. auf den eigenen Lebenslauf, eigene Fähigkeiten, soziale Einbettung zu begreifen (Gahleitner, Kupfer & Wesenberg, 2021). Beratung wird so zu einem

Umgehen mit „erweiterter Normalität“ als Folge dieser Vielfältigkeit von Lebenslagen und Lebensstilen (Kurz-Adam, 1999).

Dass „psychische Problemlagen in objektive gesellschaftliche Zusammenhänge eingebunden sind“ (Keupp, 1978, S. 220) und „Lebensmöglichkeiten erkämpft werden können, die über die bloße Verfügbarkeit von affirmativen Grundqualifikationen reibungslosen Funktionierens in einer auf kapitalistische Rationalität hin ‚normalisierten‘ Gesellschaft hinausreichen“ (ebd.), wurde vor einigen Jahrzehnten wesentlich lebendiger diskutiert. Konzepte zur „gesellschaftlichen Lesbarkeit“ (Keupp, 2013, S. 1737) psychischer Probleme sowie die Forderung nach einer „Überwindung zunehmender ‚Gesellschaftsblindheit‘ oder ‚sozialen Amnesie‘“ (Keupp, 2016, S. 7) sind aber dennoch bis heute aktuell und angesichts der Entwicklungen der Psychotherapie aktueller denn je. An verschiedenen Stellen ist dazu bereits gearbeitet worden: Zur Zielgruppe der Hard-to-reach-Klient*innen (wie beschrieben auch gefasst als „seldom heard“, u. a. Doel, 2012; oder „Ethical loneliness“-Klientel, Stauffer, 2015), haben u. a. Brackertz (2007), Labonté-Roset, Hoefert und Cornel (2010), Conen und Cecchin (2007) sowie aktuell Giertz, Große und Gahleitner (2021) sowie Hansjürgens (2019) Entwürfe vorgelegt. Zum professionellen Vorgehen bezüglich Bindungs-, Beziehungs- und Einbettungsverhältnissen sind Konzeptionen u. a. von Gahleitner (2017, 2020), Kupfer (2015), Lenz und Nestmann (2009) sowie Mallinckrodt (1995) publiziert. Zum Beratungsverständnis im Überblick existieren zahlreiche Handbücher (u. a. McLeod, 1993/2004, 2019; Nestmann et al., 2004/2014a, 2004/2014b, 2013b; Nestmann,

2008) und Handlungsentwürfe (Ansen, 2006; Bengel et al., 2002; Borg-Laufs, Gahleitner & Hungerige, 2018; Deloie, 2011; Gahleitner et al., 2013; Kühne & Hintenberger, 2009; Lammel & Pauls, 2017; Pauls & Reicherts, 2013; Reichel, 2005; Schubert & Busch, 2004).

Auf dieser Basis scheint es nicht nur möglich, sondern nötig, inner- und interdisziplinär aus dem Schatten von Psychotherapie und dem Rahmen der Klinischen Psychologie herauszutreten, wie es Counselling Psychology, Educational Counselling oder Counselling getan haben (Nestmann & Engel, 2002). Psychotherapie unterscheidet sich von Beratung deutlich entlang des Einbezugs lebensweltorientierter und chancenstrukturorientierter Aspekte, z. B. in Form antirassistischer Beratung oder Opferberatung (vgl. u. a. Enge & Gahleitner, 2020; Kupfer, 2018). Im Sinne eines konkreten Aufmerksamkeitsfokus auf die „Überwindung der zunehmenden ‚Gesellschaftsblindheit'" (Keupp, 2016, S. 15) sei an dieser Stelle nochmals auf die bereits oben angesprochenen Gerechtigkeitsperspektiven von Knab (2013, 2014, 2016) verwiesen, die als Paradebeispiel der Niedrigschwelligkeit über offenere Beratungssetting wie Tür-und-Angel-Beratungen ermöglicht werden. „Counselling diversity" kann hier als zentrales Schlagwort gelten. Bereits 2008 hielt Frank Nestmann diesbezüglich fest:

> „Beratung muss vielfältig für unterschiedliche Klienten attraktiv sein im Zugang, Ablauf, Art und Form der Hilfe, Verbindlichkeit, Offenheit oder Geschlossenheit des Settings etc. ‚Counselling diversity' ist kein einfaches Unterfangen. In der psychosozialen Beratung mit einer wachsenden Vielfalt von Ratsuchenden und Anfragen umzugehen und das als Bereicherung und Qualität zu erleben, nicht als

> Störung uniformer Programme oder als Verunsicherung der Helfer, ist schwierig.“ (S. 18)

Der Zugang zu mehr gesellschaftlicher Teilhabe misst sich somit an der Inklusivitäts- und Intersektionalitätsperspektive in Beratung, die einen gleichberechtigten Zugang zu ökonomischen, sozialen, rechtlichen und kulturellen Ressourcen ermöglicht. Ein niedrigschwelliger Zugang zu Beratungsangeboten sowie die darüber oft hergestellte gesellschaftliche Teilhabe kann schließlich die o. g. *Zugangsgerechtigkeit* bedingen. Besonders das Spezifische der Tür-und-Angel-Beratung, ihre Offenheit und das „Potential, auf situative Gegebenheiten und Bedürfnisse der Adressatinnen flexibel einzugehen“ (Eckert, 2017, S. 22), bietet diese Möglichkeit.

Zentral in der weiteren Entwicklung der psychosozialen Beratung ist, sich trotz alledem nicht in Spaltungsprozessen zu verlieren. Bereits Tyler (1969) wies in ihrem Buch „The work of the counselor“ darauf hin, dass sich in der historischen Entwicklung von professionellen Beratungskonzepten zwei Hauptlinien unterscheiden lassen, die unterschiedliche Funktionen des Hilfeprozesses in den Vordergrund rücken: Zum einen sind zu Beginn des 20. Jahrhunderts spezifische Konzepte der Beratung in Bildung und Beruf entwickelt worden, zum anderen gewann parallel psychologische Beratung im Gesundheitsbereich an Bedeutung: „According to the first ..., the central purpose of counseling is to facilitate wise choices and decisions; according to the second, its central purpose is to promote adjustment or mental health“ (S. 10). Im zweiten Fall zeigten sich also deutliche Überschneidungen zwischen den oben skizzierten Funktionen und Inhalten von Beratung und Therapie. Nach Tyler

(1969) wurde der Begriff „counseling" in der Entwicklung von professioneller psychosozialer Beratung insbesondere in klinischen Kontexten häufig inhaltlich nahezu kongruent zu „therapy" verwendet. Andererseits entfernte sich auch die psychosoziale Beratungsdiskussion von der vormals gemeinsamen Linie. Mit dem erfolgreichen Einzug psychotherapeutischer Grundorientierungen schwand vor allem das Interesse der Beratungspsychologie an der Beratung in Beruf und Beschäftigung. Nach Nestmann (2011) scheint eine Reintegration von persönlicher Beratung sowie Beratung in Bildung und Beruf dringend geboten. Auch Tyler wies bereits 1969 darauf hin, dass das Wissen um grundlegende psychologisch-therapeutische Konzepte (etwa zur Persönlichkeitsentwicklung) für Berater*innen in allen Feldern unabhängig von den konkreten spezialisierten Beratungsanlässe und -formen essenziell bleibt, wenngleich von einer diagnostischen Zuweisung des Beratungsbedarfs – analog einer Feststellung psychischer Erkrankung in der Psychotherapie – berechtigterweise Abstand genommen werden sollte.

In diesem Sinne unterscheiden sich durchaus einige Ziele, Herangehensweisen und Funktionen von Beratung und Therapie, bestimmte Paradigmen etwa zur Gestaltung und Bedeutung der professionellen Beziehung sind für beide Hilfeformen hingegen gleichermaßen bedeutsam. Kommt man abschließend nochmals auf die Konvergenzen zurück, so zeigt sich: Psychotherapie und Beratung – umfassender ausgedrückt psychosoziale Fallarbeit – bedeuten immer, im Rahmen kommunikativer (intersubjektiver) Vorgänge Entwicklung anzuregen. Verstehen wir diese Entwicklung als multidimensionalen und auf den gesamten Lebensverlauf bezogenen Prozess eines „produktiv realitätsverarbeitenden Subjekts" (Hurrelmann, 1983), wird die Arbeit an der eigenen Identität „zu einem unabschließbaren Projekt" (Keupp, 2014, S. 21; vgl. auch Keupp et al., 1999/2013), das von individuellen, sozialen und gesellschaftlichen Aspekten geprägt ist. In Beratungsprozessen finden sich daher häufig Multiproblemlagen. Dies konterkariert erneut die Position, Psychotherapie behandle – im Gegensatz zur Beratung – längerfristiger, verbindlicher und kurativ Patient*innen, die in hohem Maße von Support abhängig seien. Klient*innen der Beratung seien dagegen noch in der Lage, ihre Lebenssituation eigenständig zu regeln. Psychosoziale Beratung ist daher in diesen Feldern zwar nicht ‚Therapie', aber auch nicht ‚nicht therapeutisch'! Insofern ist auch die bereits angesprochene Position, die therapeutische Beziehung als langanhaltend und tiefgreifend zu charakterisieren und im Beratungsbereich von kürzeren und weniger in die Tiefe gehenden Beziehungskonstellationen auszugehen, obsolet. Multiproblemklientel der Beratung kann ohne ein zugehendes, kontinuierlich bereitgestelltes bindungs- und traumasensibles dialogisches Beziehungsangebot gar nicht erst erreicht werden (Gahleitner, 2017, 2020; Gahleitner, Kupfer & Wesenberg, 2021). Eine Begegnung zu ermöglichen, die von Gegenseitigkeit, Kontinuität und zunehmendem Vertrauen geprägt ist, stellt häufig die einzige Chance dar, Klient*innen vor der Entwicklung chronischer Krankheiten zu bewahren. Ansonsten kommt eine Hilfebeziehung – sei es nun in Beratung oder Psychotherapie – gar nicht erst zustande (Gahleitner, 2020).

5.3 Schlussbemerkung und Ausblick zu einem gelingenderen Verhältnis von Psychotherapie und Beratung

Psychosoziale Beratung in ihrer aktuellen soeben explizierten Ausgestaltung zielt auf reflexive Handlungsfähigkeit (Tiefel, 2004). Das bedeutet, sie gibt stetig Anstoß zu interaktiver Reflexivität und Selbstreflexivität, die Pragmatismus, Routinen, Zwang und die nur scheinbar authentischen Oberflächen der Wirklichkeit in unserem Alltag und Leben durchbrechen helfen. Dazu gehört vor allem, dass

> „Scheitern ... eben nicht lediglich und ausschließlich in einer individuellen oder biografischen Kausalitätskette krisenhafter Lebensereignisse, problematischer Abweichung und individueller Missgeschicke zu verorten, zu beraten oder therapeutisch zu behandeln [ist], sondern immer auch innerhalb gesellschaftlich-kultureller Verhältnisse lesbar, aus diesen notwendigerweise miterklärbar und mit Blick auf diese zu bearbeiten." (Engel & Nestmann, 2020, S. 30; Erg. v. d. Verf.)

„Hierzu gehört neben der Thematisierung von Diskriminierungs- und Differenzverhältnissen, von Ungleichheitsbehandlungen selbstverständlich eine „intersektionale diskriminierungskritische Perspektive" (Gebrande et al., 2017, S. 17), die – u. a. ökonomische sowie geschlechterbezogene – Benachteiligung anspricht und beratungskritisch reflektiert (Kupfer, 2019). Denn Belastungen, Probleme, Lebenslagen und Lebenskrisen sind immer in soziale Kontexte eingebettet. Beratung – in Wissenschaft und Praxis – ist daher immer auch „Teil der Diskriminierungs- und Herrschaftsverhältnisse, aber sie kann im besten Fall auch Teil einer Gerechtigkeits- und Selbstbemächtigungsorientierung werden" (Engel & Nestmann, 2020, S. 31).

Auch wenn im Beratungsdiskurs noch viel Bewegung ist, spricht dies doch für ihre spezifische Qualität, Pluralität und vielen Facetten, die sie als Hilfeform der „Zweiten Moderne" (Böhnisch, Lenz & Schröer, 2009; vgl. bereits Beck, 1994/1996) geradezu prädestiniert. Gerade in der Unterschiedlichkeit von psychotherapeutischer Fokussierung sowie konzentrierter Abhebung und Abgrenzung einerseits und beraterischer Kontextualisierung und bewusster Inklusion vieler Felder, Klientele und Vorgehensweisen andererseits liegt die Chance zu einem gelingenderen Verhältnis von Psychotherapie und Beratung. Voraussetzung ist primär die gegenseitige Achtung und Anerkennung als „verschieden und doch ähnlich" sowie „gleichwertig". Psychotherapie und Beratung können sich am besten entwickeln bei Bestandsgarantie ohne unnötige Konkurrenz und Übergriffigkeit hin zu produktiver Kooperation in gesicherter Existenz (Nestmann, 2002).

Dies setzt jedoch voraus, dass Psychotherapie sich nicht als ‚bessere Beratung' und Beratung sich nicht als ‚preiswerte Psychotherapie' empfiehlt, Psychotherapeut*innen sich nicht als ‚Lehrmeister*innen für Berater*innen' und psychosoziale Berater*innen sich nicht als ‚verhinderte Psychotherapeut*innen' begreifen. Auch mit einer Gleichsetzung von Psychotherapie und Beratung ist niemandem gedient. Anzustreben ist vielmehr ein fruchtbares Miteinander mit verschiedenen Zuständigkeiten und offenem Austausch vernetzter und koordinierter Aktivität. Hierbei kann Beratung auch einmal identifizierbarer Teil von Psychotherapie sein und Psychotherapie auch einmal identifizierbarer Teil eines Beratungsprozesses. Per se erschöpfen sie sich nicht als Teil des jeweils anderen.

Vielmehr liegen ihre Stärken und Potenziale in verschiedenen Funktionen und Schwerpunkten:

- Beratung und Psychotherapie können aus dieser Sicht in verschiedenen gesellschaftlichen Sektoren unabhängig ihre Funktionen entfalten.
- Beide können in den Sektoren, in denen sie angesiedelt sind – im Gesundheitsbereich u. a. als Ernährungsberatung, Gesundheitsberatung, onkologische Beratung, genetische Beratung, aber auch u. a. als Psychotherapie psychosomatischer Störungen, Therapie chronisch körperlicher Erkrankungen, Suchttherapie, Psychotherapie von Essstörungen –, ihre spezifischen z. B. klinisch-kurativen oder präventiv-rehabilitativen Aufgaben getrennt, parallel oder auch vernetzt und kooperativ erfüllen.
- Sie können gezielt aufeinander verweisen. Beratung kann z. B. den Weg zur Psychotherapie öffnen, bahnen und begleiten oder Psychotherapie vorbereiten, und umgekehrt kann längerer Beratungskontakt nach abgeschlossener therapeutischer Intensivintervention (z. B. Traumaexposition bei Komplextraumapatient*innen) eine anhaltend sichere Begleitung ermöglichen.
- Sie können sich flankieren, z. B. durch psychosoziale Beratungsangebote für Angehörige und Netzwerkmitglieder von Patient*innen oder durch eine kurze psychotherapeutische Behandlung einer bestimmten Person im Rahmen und Laufe eines größeren systemischen Beratungszusammenhangs.

- Sie können sich ergänzen. Beratung kann soziale und organisatorische Settings und Lebenswelten verändern helfen, für die Integration oder Wiederintegration von Menschen in und nach Psychotherapie. Sie kann helfen, alltägliche Stützsysteme und Ressourcen zu aktivieren, damit diese die erreichten psychotherapeutischen Veränderungen z. B. bezüglich persönlicher Ressourcenentwicklung fördern und sie nicht konterkarieren.
- Beratung kann z. B. als Organisationsberatung auch in der Innovation und Entwicklung psychotherapeutischer Dienste und Institutionen hilfreich werden.

All diese und viele andere kooperative Perspektiven werden allerdings nur eine Chance haben, wenn (den gesundheitspolitischen Struktur- und Finanzierungsrahmen vorausgesetzt) Psychotherapie ihre Grenzen erkennt und eine konzeptionelle Selbstständigkeit von Beratung akzeptiert und wenn psychosoziale Beratung ihre Chancen wie Grenzen sinnvoll entlang des aktuellen Bedarfs auslotet und selbstbewusst in den Diskurs einbringt. Counselling und Counselling Psychology haben Wege dahin gewiesen. Gerade eine immer wieder geforderte Multiprofessionalität und Interdisziplinarität von Beratung könnte ein Gegengift sein gegen die für viele verführerische Effizienz-, Pragmatik- und Performanzausrichtung einer Beratungsvorstellung, die letztlich auch Psychotherapie bedroht. Hier gilt es, an gemeindepsychologische Überlegungen zu erinnern, Beratung als Community Counselling (Hershenson, Power & Waldo, 1996), eine Beratung, die in der beziehungsorientierten Interaktion zwischen Berater*in, Klient*in und informellen wie formellen sozialen Netzwerken mögliche Varianten der Problemsicht sowie der Handlungsalternativen auslotet und sie einer gemeinsamen kritischen Reflexion unterzieht – mit dem Ziel einer Unterstützung gelingenderen Alltags in Partizipation und in individuellem wie sozialem Empowerment.

Literatur

(Bücher, die zur weitergehenden Auseinandersetzung empfohlen werden, sind **fett** hervorgehoben)

Alheit, P. (2000). Biographie und ‚modernisierte Moderne': Überlegungen zum vorgeblichen ‚Zerfall' des Sozialen. *Zeitschrift für qualitative Bildungs-, Beratungs- und Sozialforschung, 1* (1), 151–166.

Anderson, H. & Goolishian, H. (1992). Der Klient ist Experte: Ein therapeutischer Ansatz des Nichtwissens. *Zeitschrift für Systemische Therapie, 10* (3), 176–189.

Ansen, H. (2006). *Soziale Beratung bei Armut.* München: Reinhardt.

Arbeitsgruppe „Psychoedukation bei schizophrenen Erkrankungen" (2003). Konsensuspapier zu psychoedukativen Interventionen bei schizophrenen Erkrankungen. In J. Bäuml & G. Pitschel-Walz (Hrsg.), *Psychoedukation bei schizophrenen Erkrankungen. Konsensuspapier der Arbeitsgruppe „Psychoedukation bei schizophrenen Erkrankungen"* (S. 3–38). Stuttgart: Schattauer.

Asay, T. P. & Lambert, M. J. (2001). Empirische Argumente für die allen Therapien gemeinsamen Faktoren: Quantitative Ergebnisse. In M. A. Hubble, B. L. Duncan & S. D. Miller (Hrsg.), *So wirkt Psychotherapie. Empirische Ergebnisse und praktische Folgerungen* (S. 41–82). Dortmund: verlag modernes leben.

Bebenburg, M. von (2012). *Wege aus einem Labyrinth ... oder: Wie Beratung gelingen kann. Ein Werkbuch für den psychosozialen Bereich* (Reihe: Materialien der AG SPAK, Bd. 184) (5., unveränd. Aufl.). Neu-Ulm: AG SPAK (Erstaufl. erschienen 2005).

Beck, U. (1986). *Risikogesellschaft. Auf dem Weg in eine andere Moderne.* Frankfurt a. M.: Suhrkamp.

Beck, U. (1996). Das Zeitalter der Nebenfolgen und die Politisierung der Moderne. In U. Beck, A. Giddens & S. Lash (Hrsg.), *Reflexive Modernisierung. Eine Kontroverse* (S. 19–112). Frankfurt a. M.: Suhrkamp (englisches Original erschienen 1994).

Beier, S., Jungnitz, L. & Walter, W. (1996). Männerspezifische Niedrigschwelligkeit in Beratungsangeboten. In H. Brandes & H. Bullinger (Hrsg.), *Handbuch Männerarbeit* (S. 465–475). Weinheim: Beltz PVU.

Bengel, J., Klann, N., Kötter, H., Michelmann, A., Nestmann, F., Pfeifer, W.-K., Rechtien, W., Straumann, U. E. & Vogt, I. (2002). Beratungsverständnis – eine Diskussionsgrundlage. *Beratung Aktuell, 3* (1), 43–49.

Beushausen, J. (2014). *Beratung und Therapie. Ein paradoxer Unterschied.* Coburg: ZKS-Verlag. Verfügbar unter: https://zks-verlag.de/wp-content/uploads/files_s620_e2325_o24823_0_size_o_j_rgen-beushausen-beratung-und-therapie.pdf [06.10.2020].

Böhnisch, L., Lenz, K. & Schröer, W. (2009). *Sozialisation und Bewältigung. Eine Einführung in die Sozialisationstheorie der zweiten Moderne* (Reihe: Juventa Paperback). Weinheim: Juventa.

Borg-Laufs, M., Gahleitner, S. B. & Hungerige, H. (2018). *Schwierige Situationen in Therapie und Beratung mit Kindern und Jugendlichen* (2., überarb. u. erw. Aufl.). Weinheim: Beltz Psychologie Verlags Union.

Bourdieu, P. (1997). *Das Elend der Welt. Zeugnisse und Diagnosen alltäglichen Leidens an der Gesellschaft* (Reihe: Edition discours, Bd. 9). Konstanz: UVK (französisches Original erschienen 1993).

Brackertz, N. (2007). *Who is hard to reach and why?* (Reihe: ISR Working Paper, Bd. 7). Hawthorne, Australia: The Swinburne Institute for Social Research. Verfügbar unter: http://library.bsl.org.au/jspui/bitstream/1/875/1/Whois_htr.pdf [06.10.2020].

Carr, A. (2009). *What works with children, adolescents, and adults? A review of research on the effectiveness of psychotherapy.* London/New York: Routledge.

Chur, D. (2002). Bausteine einer zeitgemäßen Konzeption von Beratung. In F. Nestmann & F. Engel (Hrsg.), *Die Zukunft der Beratung* (Reihe: Beratung, Bd. 4) (S. 95–133). Tübingen: dgvt-Verlag.

Conen, M.-L. & Cecchin, G. (2007). *Wie kann ich Ihnen helfen, mich wieder loszuwerden? Therapie und Beratung in Zwangskontexten* (Reihe: Systemische Therapie). Heidelberg: Carl-Auer.

Cooper, M. & McLeod, J. (2011). Person-centered therapy: A pluralistic perspective. *Person-Centered & Experiential Psychotherapies, 10* (3), 210–223.

Crefeld, W. (2002). Klinische Sozialarbeit – nur des Kaisers neue Kleider? In M. Dörr (Hrsg.), *Klinische Sozialarbeit, eine notwendige Kontroverse* (S. 23–39). Baltmannsweiler: Schneider.

Culley, S. (2015). *Beratung als Prozeß. Lehrbuch kommunikativer Fertigkeiten* (6., unveränd. Aufl.). Weinheim: Beltz (englisches Original erschienen 1991).

Deloie, D. (2011). *Soziale Psychotherapie als Klinische Sozialarbeit: Traditionslinien – Theoretische Grundlagen – Methoden* (Reihe: Therapie & Beratung). Gießen: Psychosozial-Verlag.

Deutsche Gesellschaft für Beratung (DGfB) (2020). *Gute Beratung einfach erkennen.* Pressemitteilung vom 16.09.2020. Köln: DGfB. Verfügbar unter: www.icl-institut.org/fileadmin/files/weitere/Pressemitteilung_DGfB.pdf [29.10.2020].

Doel, M. (2012). *Social work: the basics* (Reihe: The basics). London: Routledge.

Dorfman, R. A. (1996). *Clinical social work. Definition, practice and vision.* New York: Brunner/Mazel.

du Bois, R. & Ide-Schwarz, H. (2001). Psychiatrie und Jugendhilfe. In H.-U. Otto & H. Thiersch (Hrsg.), *Handbuch Sozialarbeit, Sozialpädagogik* (2., völlig überarb. Aufl.) (S. 1424–1433). Neuwied: Luchterhand.

Düßler, U. (2019a). Die Rolle der Sozialen Arbeit in der Beratung. Eine Untersuchung am Beispiel der Erziehungsberatung (Teil 1). *Soziale Arbeit, 68* (11), 410–417.

Düßler, U. (2019b). Die Rolle der Sozialen Arbeit in der Beratung.

Eine Untersuchung am Beispiel der Erziehungsberatung (Teil 2). *Soziale Arbeit, 68* (12), 449–455.

Eckert, E. (2017). Tür- und Angelgespräche – Beratung im offenen Setting als eine Methode der Sozialen Arbeit? *Praxis im Dialog, 12* (1), 19–25. Verfügbar unter: www.praxis-institut.de/fileadmin/Redakteure/Sued/Praxis-Dialog/2017_Eckert_Tuer-undAngelgespraeche.pdf [05.10.2020].

Eckert, J., Biermann-Ratjen, E.-M. & Höger, D. (Hrsg.) (2012). *Gesprächspsychotherapie. Lehrbuch* (2., überarb. Aufl.). Berlin: Springer.

Egan, G. (2001). *Helfen durch Gespräch. Ein Trainingsbuch für helfende Berufe* (unveränd. Nachdr. d. 3. unveränd. Aufl. 1996). Weinheim: Beltz (engl. Orig. erschienen 1975).

Enge, R. & Gahleitner, S. B. (2020). Die unbenannte Realität: Rassismus und Trauma. *Sozialmagazin, 45* (1–2), 57–64.

Engel, F. (1997). Dacapo – oder moderne Beratung im Themenpark der Postmoderne. In F. Nestmann (Hrsg.), *Beratung. Bausteine für eine interdisziplinäre Wissenschaft und Praxis* (Reihe: Forum für Verhaltenstherapie und psychosoziale Praxis, Bd. 37) (S. 179–216). Tübingen: dgvt-Verlag.

Engel, F. (2003). Beratung – ein eigenständiges Handlungsfeld zwischen alten Missverständnissen und neuen Positionierungen. *Praxis der Kinderpsychologie und Kinderpsychiatrie, 52* (4), 215–233. Verfügbar unter: urn:nbn:de:0111-opus-9405 [29.10.2020].

Engel, F. & Nestmann, F. (2020). Kritische Beratung und Macht. *Verhaltenstherapie & psychosoziale Praxis, 52* (1), 29–40.

Engel, F., Nestmann, F. & Sickendiek, U. (2014). „Beratung" – Ein Selbstverständnis in Bewegung. In F. Nestmann, F. Engel & U. Sickendiek (Hrsg.), *Das Handbuch der Beratung. Bd. 1: Disziplinen und Zugänge* (3., unveränd. Aufl.) (S. 33–44). Tübingen: dgvt-Verlag (Erstaufl. erschienen 2004).

Engel, F., Nestmann, F. & Sickendiek, U. (2018). Beratung: alte Selbstverständnisse und neue Entwicklungen. In S. Rietmann & M. Sawatzki (Hrsg.), *Zukunft der Beratung. Von der Verhaltens- zur Ver-*

hältnisorientierung? (Reihe: Soziale Arbeit als Wohlfahrtsproduktion, Bd. 11) (S. 83–115). Wiesbaden: Springer VS.

Feltham, C. (1997a). Counselling and psychotherapy: Differentiation or unification. In I. Horton & V. Varma (Eds.), *The needs of counsellors and psychotherapists. Emotional, social, physical, professional* (pp. 18–36). London: Sage.

Feltham, C. (1997b). *What is counseling? The promise and problem of the talking therapies* (unchanged reprint). London: Sage (Originally published 1995).

Feltham, C. & Hanley, T. (2017). Counselling and psychotherapy in context. In C. Feltham & I. Horton (Eds.), *The Sage handbook of counselling and psychotherapy* (4th, revised Ed.) (pp. 1–23). London: Sage.

Feltham, C., Hanley, T. & Winter, L. A. (Eds.) (2017). *The Sage handbook of counselling and psychotherapy* (4th, revised Ed.). London: Sage.

Fiedler, P. (2019). Beratung in der Psychotherapie? Ein Beitrag zur Diskussion am Beispiel der Behandlung einer narzisstischen Persönlichkeitsstörung. *Beratung aktuell, 20* (4), 29–49. Verfügbar unter: www.active-books.de/kategorien/buch/538-beratung-aktuell-42019-junfermann-verlag/ [06.10.2020].

Frank, J. D. (1981). *Die Heiler. Wirkungsweisen psychotherapeutischer Beeinflussung. Vom Schamanismus bis zu den modernen Therapien.* Stuttgart: Klett-Cotta (englisches Original erschienen 1961).

Gahleitner, S. B. (2005). *Neue Bindungen wagen. Beziehungsorientierte Therapie bei sexueller Traumatisierung* (Reihe: Personzentrierte Beratung & Therapie, Bd. 2). München: Reinhardt.

Gahleitner, S. B. (2017). *Soziale Arbeit als Beziehungsprofession. Bindung, Beziehung und Einbettung professionell ermöglichen.* Weinheim: Beltz Juventa.

Gahleitner, S. B. (2020). *Professionelle Beziehungsgestaltung in der psychosozialen Arbeit und Beratung* (Reihe: Beratung, Bd. 17) (2., überarb. u. erw. Aufl.). Tübingen: dgvt-Verlag.

Gahleitner, S. B., Kupfer, A. & Wesenberg, S. (2021). Psychosoziale Beratung in klinisch-sozialen Handlungsfeldern. *Sozialmagazin, 46* [im Erscheinen].

Gahleitner, S. B., Maurer, I., Ploil, E. O. & Straumann, U. (Hrsg.). (2013). *Personzentriert beraten: alles Rogers? Theoretische und praktische Weiterentwicklungen Personzentrierter Beratung*. Weinheim: Beltz Juventa.

Gahleitner, S. B. & Pauls, H. (2010). Soziale Arbeit und Psychotherapie. Zum Verhältnis sozialer und psychotherapeutischer Unterstützungen und Hilfen. In W. Thole (Hrsg.), *Grundriss Soziale Arbeit. Ein einführendes Handbuch* (3., überarb. Aufl.) (S. 367–374). Wiesbaden: VS.

Gahleitner, S. B. & Pauls, H. (2019). Klinische Sozialarbeit. *Socialnet Lexikon, 17.01.2019*. Verfügbar unter: www.socialnet.de/lexikon/Klinische-Sozialarbeit [06.10.2020].

Gahleitner, S. B. & Wesenberg, S. (2019). (Therapeutische) Chancen für alle. Plädoyer für eine sozialtherapeutisch ausgerichtete KJP. In M. Schwarz (Hrsg.), *Kinder- und Jugendlichenpsychotherapie mit ganzem Herzen, voller Leidenschaft und Lust – 25 Jahre bkj* (Reihe: Therapie & Beratung) (S. 173–186). Gießen: Psychosozial-Verlag.

Garfield, S. L. (1973). Basic ingredients or common factors in psychotherapy. *Journal of Consulting and Clinical Psychology, 41* (1), 9–12.

Gebrande, J., Melter, C. & Bliemetsrieder, S. (2017). Kritisch ambitionierte Soziale Arbeit – intersektional praxeologische Perspektiven. Einleitende Überlegungen. In J. Gebrande, C. Melter & S. Bliementsrieder (Hrsg.), *Kritisch ambitionierte Soziale Arbeit. Intersektional praxeologische Perspektiven* (S. 9–25). Weinheim: Beltz. Verfügbar unter: www.ciando.com/img/books/extract/3779945258_lp.pdf [06.10.2020].

Gelatt, H. B. (1989). Positive uncertainty: A new decision making framework for counseling. *Journal of Counseling Psychology, 36* (2), 252–256. Verfügbar unter: http://citeseerx.ist.psu.edu/viewdoc/download?doi=10.1.1.337.4511&rep=rep1&type=pdf [06.10.2020].

Gelatt, H. & Gelatt, C. (2003). *Creative decision making using positive uncertainty* (Series: A Fifty-Minute series book) (2nd, revised Ed.). Menlo Park, CA: Crisp.

Gelso, C. J. & Fretz, B. R. (2001). *Counseling psychology* (2nd, revised Ed.). Fort Worth: Harcourt College Publications.

Gemeinsamer Bundesausschuss (G-BA) (2020). *Richtlinie des Gemeinsamen Bundesausschusses über die Durchführung der Psychotherapie, in der Fassung vom 19. Februar 2009, zuletzt geändert am 22. November 2019, in Kraft getreten am 24. Januar 2020.* Berlin: G-BA. Verfügbar unter: www.g-ba.de/downloads/62-492-2029/PT-RL_2019-11-22_iK-2020-01-24.pdf [06.10.2020].

Germain, C. B. & Gitterman, A. (1980). *The life model of social work practice.* New York: Columbia University Press.

Gerstenmaier, J. & Nestmann, F. (1984). *Alltagstheorien von Beratung* (Reihe: Beiträge zur psychologischen Forschung, Bd. 1). Opladen: Westdeutscher Verlag.

Giddens, A. (1996). *Konsequenzen der Moderne.* Frankfurt a. M.: Suhrkamp (englisches Original erschienen 1990).

Giertz, K., Große, L. & Gahleitner, S. B. (Hrsg.). (2021). *Hard to reach. Schwer erreichbare Klientel unterstützen.* Köln: Psychiatrie-Verlag.

Grawe, K. (1998). *Psychologische Therapie.* Göttingen: Hogrefe.

Grawe, K., Donati, R. & Bernauer, F. (1994). *Psychotherapie im Wandel. Von der Konfession zur Profession.* Göttingen: Hogrefe.

Gregusch, P. (2013). *Auf dem Weg zu einem Selbstverständnis von Beratung in der Sozialen Arbeit. Beratung als transprofessionelle und sozialarbeitsspezifische Methode.* Bonn: Socialnet. Verfügbar unter: www.socialnet.de/materialien/attach/203.pdf [06.10.2020].

Großmaß, R. (1997). Paradoxien und Möglichkeiten psychosozialer Beratung. In F. Nestmann (Hrsg.), *Beratung. Bausteine für eine interdisziplinäre Wissenschaft und Praxis* (Reihe: Forum für Verhaltenstherapie und psychosoziale Praxis, Bd. 37) (S. 111–136). Tübingen: dgvt-Verlag.

Großmaß, R. (2006). *Beratung als „neue Profession" – Anstöße und Entwicklungen im Umfeld des Psychotherapeutengesetzes (Deutsch-*

land 1999). Vortrag in Basel, September 2006. Verfügbar unter: www.ash-berlin.eu/fileadmin/Daten/_userHome/69_grossmassr/ASH_Berlin_Gro%C3%9Fma%C3%9F_Beratung_als_%E2%80%9E_neue_Profession%E2%80%9C_%E2%80%93_Anst%C3%B6%C3%9F_e_und_Entwicklungen.pdf [06.10.2020].

Großmaß, R. (2007a). Beziehungsgestaltung in der Beratung. *Klinische Sozialarbeit, 3* (4), 7–8. Verfügbar unter: https://zks-verlag.de/wp-content/uploads/Zeitschrift-2007-4.pdf [06.10.2020].

Großmaß, R. (2007b). Beratungsräume und Beratungssettings. In F. Nestmann, F. Engel & U. Sickendiek (Hrsg.), *Das Handbuch der Beratung. Bd. 1: Disziplinen und Zugänge* (2. Auflage) (S. 487–496). Tübingen: dgvt-Verlag.

Großmaß, R. (2009). Therapeutische Beziehungen: Distante Nähe. In K. Lenz & F. Nestmann (Hrsg.), *Handbuch persönliche Beziehungen* (S. 545–563). Weinheim: Juventa.

Großmaß, R. (2014). Psychotherapie und Beratung. In F. Nestmann, F. Engel & U. Sickendiek (Hrsg.), *Das Handbuch der Beratung. Bd. 1: Disziplinen und Zugänge* (3., unveränd. Aufl.) (S. 89–102). Tübingen: dgvt-Verlag (Erstaufl. erschienen 2004).

Großmaß, R. & Püschel, E. (2010). *Beratung in der Praxis. Konzepte und Beispiele aus der Hochschulberatung* (Reihe: Beratung, Bd. 13). Tübingen: dgvt-Verlag.

Großmaß, R. & Schmerl, C. (2004). Psychosoziale Beratung und Genderrelation. In E. Glaser, D. Klika & A. Prengel (Hrsg.), *Handbuch Gender und Erziehungswissenschaft* (Reihe: Jahrbuch Frauen- und Geschlechterforschung in der Erziehungswissenschaft, Bd. 2) (S. 540–556). Bad Heilbrunn: Klinkhardt.

Hanses, A. & Homfeldt, H. G. (2009). Biografisierung der Lebensalter in Zeiten eines sich transformierenden Wohlfahrtsstaates. Herausforderung und Optionen für die Soziale Arbeit. In F. Kessl & H.-U. Otto (Hrsg.), *Soziale Arbeit ohne Wohlfahrtsstaat? Zeitdiagnosen, Problematisierungen und Perspektiven* (S. 149–164). Weinheim: Juventa.

Hansjürgens, R. (2019). Suchtberatung als komplexe Hilfe klinischer Sozialarbeit. *Beratung aktuell, 20* (1), 34–48. Verfügbar unter: www.active-books.de/kategorien/buch/535-beratung-aktuell-12019-junfermann-verlag/ [06.10.2020].

Helsper, W. (2000). Pädagogisches Handeln in den Antimonien der Moderne. In H.-H. Krüger & W. Helsper (Hrsg.), *Einführung in Grundbegriffe und Grundfragen der Erziehungswissenschaft* (4., durchges. Aufl.) (S. 15–34). Opladen: Leske + Budrich.

Hershenson, D. B., Power, P. W. & Waldo, M. (1996). *Community counseling. Contemporary theory and practice.* Boston: Allyn & Bacon.

Hollstein-Brinkmann, H. (2010). Beratungsprozesse in uneindeutigen Settings oder: Begegnung zwischen Tür und Angel. *Beratung Aktuell, 11* (3), 11–20. Verfügbar unter: http://beratung-aktuell.de/wp-content/uploads/2019/11/BA-3-2010.pdf [06.10.2020].

Hollstein-Brinkmann, H. (2016). Herstellung und Definition der Tür-und-Angel-Situation – oder: Wann ist ein Gespräch Beratung? In H. Hollstein-Brinkmann & M. Knab (Hrsg.), *Beratung zwischen Tür und Angel. Professionalisierung von Beratung in offenen Settings* (Reihe: Edition Professions- und Professionalisierungsforschung, Bd. 5) (S. 17–47). Wiesbaden: Springer VS.

Hollstein-Brinkmann, H. & Knab, M. (2016). Beratung zwischen Tür und Angel – Beiträge zur Professionalisierung von Beratung in offenen Settings. In H. Hollstein-Brinkmann & M. Knab (Hrsg.), *Beratung zwischen Tür und Angel. Professionalisierung von Beratung in offenen Settings* (Reihe: Edition Professions- und Professionalisierungsforschung, Bd. 5) (S. 1–14). Wiesbaden: Springer VS. Verfügbar unter: http://download.e-bookshelf.de/download/0003/9312/26/L-G-0003931226-0013275215.pdf [06.10.2020].

Horton, I. (1997). The needs of counsellors and psychotherapists. In I. Horton & V. Varma (Eds.), *The needs of counsellors and psychotherapists. Emotional, social, physical, professional* (pp. 1–17). London: Sage.

Horton, I. (2012). Integration. In C. Feltham & I. Horton (Eds.), *The*

Sage handbook of counselling and psychotherapy (3rd, revised Ed.) (pp. 243–245). London: Sage.

Hurrelmann, K. (1983). Das Modell des produktiv realitätsverarbeitenden Subjekts in der Sozialisationsforschung. *Zeitschrift für Sozialisationsforschung und Erziehungssoziologie, 3* (3), 91–103.

Hutter, C. (2003). Beratung und Therapie – Notizen zu einer Abgrenzung. In C. Hutter, M. Hevicke, B. Plois & B. Westermann (Hrsg.), *Herausforderung Lebenslage. PraxisReflexe aus der Ehe-, Familien-, Lebens- und Erziehungsberatung* (Reihe: Theologie & Praxis, Bd. 18) (S. 131–144). Münster: Lit.

Ivey, A., D'Andrea, M. & Bradford Ivey, M. (2012). *Theories of counseling and psychotherapy. A multicultural perspective* (7., revised Ed.). Los Angeles, CA: Sage.

Jones-Smith, E. (2021). *Theories of counseling and psychotherapy. An integrative approach* (3rd, revised Ed.). Los Angeles, CA: Sage.

Kelleher, C., Seymour, M. & Halpenny, A. M. (2014). *Promoting the participation of seldom heard young people: A review of the literature on best practice principles* (Reihe: arrow@dit, Bd. 14–1). Dublin: Irish Research Council in partnership with the Department of Children and Youth Affairs. Verfügbar unter: https://arrow.tudublin.ie/cgi/viewcontent.cgi?article=1026&context=aaschsslrep [06.10.2020].

Keupp, H. (1978). Gemeindepsychologie als Widerstandsanalyse des professionellen Selbstverständnisses. In H. Keupp & M. Zaumseil (Hrsg.), *Die gesellschaftliche Organisierung psychischen Leidens. Zum Arbeitsfeld klinischer Psychologen* (S. 180–220). Frankfurt a. M.: Suhrkamp.

Keupp, H. (2012). Alltägliche Lebensführung in der fluiden Gesellschaft. In S. B. Gahleitner & G. Hahn (Hrsg.), *Übergänge gestalten, Lebenskrisen begleiten* (Reihe: Klinische Sozialarbeit. Beiträge zur psychosozialen Praxis und Forschung, Bd. 4) (S. 34–51). Bonn: Psychiatrie-Verlag.

Keupp, H. (2013). Fit für was? Beratung als Aktivierungsschema fürs Hamsterrad. In F. Nestmann, F. Engel & U. Sickendiek (Hrsg.),

Das Handbuch der Beratung. Bd. 3: Neue Beratungswelten. Fortschritte und Kontroversen (S. 1723–1740). Tübingen: dgvt-Verlag.

Keupp, H. (2014). Selbstsorge in der Risikogesellschaft. In S. B. Gahleitner, R. Reichel, B. Schigl & A. Leitner (Hrsg.), *Wann sind wir gut genug? Selbstreflexion, Selbsterfahrung und Selbstsorge in Psychotherapie, Beratung und Supervision* (S. 18–31). Weinheim: Beltz Juventa.

Keupp, H. (2016). Das erschöpfte Selbst der Psychologie. *Journal für Psychologie, 24* (2), 7–36. Verfügbar unter: www.journal-fuer-psychologie.de/index.php/jfp/article/view/409 [06.10.2020].

Keupp, H. (2018). Die soziale Amnesie der Psychotherapie und von der Notwendigkeit der Gesellschaftsdiagnostik. In S. Rietmann & M. Sawatzki (Hrsg.), *Zukunft der Beratung. Von der Verhaltens- zur Verhältnisorientierung* (Reihe: Soziale Arbeit als Wohlfahrtsproduktion, Bd. 11) (S. 21–45). Wiesbaden: Springer VS.

Keupp, H., Ahbe, T., Gmür, W., Höfer, R., Mitzscherlich, B., Kraus, W. & Straus, F. (2013). *Identitätskonstruktionen. Das Patchwork der Identitäten in der Spätmoderne* (5., unveränd. Aufl.). Hamburg: Rowohlt (letzte überarb. Aufl. erschienen 1999).

Knab, M. (2008). Beratung zwischen Tür und Angel. Perspektiven für Professionalisierung, Forschung und eine gerechtere Infrastruktur. *Beratung Aktuell, 9* (2), 113–126.

Knab, M. (2013). Beratung zwischen Tür und Angel. Professionelle Gestaltung von offenen Settings – ein Beitrag für mehr Gerechtigkeit. In F. Nestmann, F. Engel & U. Sickendiek (Hrsg.), *Das Handbuch der Beratung. Bd. 3: Neue Beratungswelten. Fortschritte und Kontroversen* (S. 1525–1535). Tübingen: dgvt-Verlag.

Knab, M. (2014). Beratung zwischen Tür und Angel und die Frage nach der Gerechtigkeit. Ein Beitrag zur Professionalisierung offener Beratungssettings. In P. Bauer & M. Weinhardt (Hrsg.), *Perspektiven sozialpädagogischer Beratung. Empirische Befunde und aktuelle Entwicklungen* (Reihe: Edition Soziale Arbeit) (S. 83–101). Weinheim: Beltz Juventa.

Knab, M. (2016). Beratung in offenen Settings in ihrem Gerechtigkeitspotential profilieren. Ein Beitrag zur Weiterentwicklung der fachlichen Kultur Sozialer Arbeit. In H. Hollstein-Brinkmann & M. Knab (Hrsg.), *Beratung zwischen Tür und Angel. Professionalisierung von Beratung in offenen Settings* (Reihe: Edition Professions- und Professionalisierungsforschung, Bd. 5) (S. 49–88). Wiesbaden: Springer VS.

Kühne, S. & Hintenberger, G. (Hrsg.). (2009). *Handbuch Online-Beratung. Psychosoziale Beratung im Internet.* Göttingen: Vandenhoeck & Ruprecht.

Kupfer, A. (2015). *Wer hilft helfen? Einflüsse sozialer Netzwerke auf Beratung* (Reihe: Beratung, Bd. 16). Tübingen: dgvt-Verlag.

Kupfer, A. (2016). Lebensweltorientierung und Ressourcenarbeit. In K. Grunwald & H. Thiersch (Hrsg.), *Praxishandbuch Lebensweltorientierte Soziale Arbeit. Handlungszusammenhänge und Methoden in unterschiedlichen Arbeitsfeldern* (3., vollst. überarb. Aufl.) (S. 419–430). Weinheim: Beltz Juventa.

Kupfer, A. (2018). Rassismus in Beratung. In H. Schulze, D. Höblich & M. Mayer (Hrsg.), *Macht – Diversität – Ethik in der Beratung. Wie Beratung Gesellschaft macht* (S. 74–93). Opladen: Budrich.

Kupfer, A. (2019). Geschlecht plus X – Eine intersektionelle Perspektive auf professionelle Kompetenzen in Beratung. *Verhaltenstherapie & psychosoziale Praxis, 51* (2), 789–801.

Kupfer, A. (2020). Lebensbewältigung und Beratung. In G. Stecklina & J. Wienforth (Hrsg.), *Handbuch Lebensbewältigung und Soziale Arbeit. Praxis, Theorie und Empirie* (Reihe: Übergangs- und Bewältigungsforschung) (S. 708–715). Weinheim: Beltz Juventa.

Kupfer, A. & Nestmann, F. (2018). Netzwerkdiagnostik. In P. Buttner, S. B. Gahleitner, U. Hochuli Freund & D. Röh (Hrsg.), *Handbuch Soziale Diagnostik. Perspektiven und Konzepte für die Soziale Arbeit* (Reihe: Hand- und Arbeitsbücher, Bd. 24) (S. 172–182). Berlin: Deutscher Verein.

Kurz-Adam, M. (1999). Selbstbewusste Unordnung. Vom Umgang mit der Vielfalt in der Beratungsarbeit. In L. Marschner (Hrsg.), *Beratung im Wandel* (Reihe: Edition Psychologie und Pädagogik) (S. 77–89). Mainz: Grünewald.

Labonté-Roset, C., Hoefert, H.-W. & Cornel, H. (Hrsg.). (2010). *Hard to reach. Schwer erreichbare Klienten in der Sozialen Arbeit* (Reihe: Praxis, Theorie, Innovation, Bd. 9). Berlin: Schibri.

Lackner, K. (2012). Die zweifelhafte Verlässlichkeit methodischer Haltegriffe in der Beratung. *Soziale Passagen, 4* (1), 131–146.

Lambert, M. J. (1992). Psychotherapy outcome research: Implications for integrative and eclectic therapists. In J. C. Norcross & M. R. Goldstein (Eds.), *Handbook of psychotherapy integration* (pp. 94–129). New York: Basic Books.

Lambert, M. J. & Bergin, A. E. (1994). The effectiveness of psychotherapy. In A. E. Bergin & S. L. Garfield (Eds.), *Handbook of psychotherapy and behavior change* (4., revised Ed.) (pp. 469–485). New York: Wiley.

Lammel, U. A. & Pauls, H. (Hrsg.). (2017). *Sozialtherapie. Sozialtherapeutische Interventionen als dritte Säule der Gesundheitsversorgung.* Dortmund: VML.

Lenz, K. & Nestmann, F. (Hrsg.). (2009). *Handbuch Persönliche Beziehungen.* Weinheim: Juventa.

Linden, M. (2016). Beratung in Abgrenzung zur Psychotherapie. *Psychotherapeut, 61* (4), 279–284.

Luborsky, L., Singer, B. & Luborsky, L. (1975). Comparative studies of psychotherapies: Is it true that „everyone has won and all must have prizes"? *Archives of General Psychiatry, 32* (8), 995–1008.

Märtens, M. & Pfeiffer, R. (2020). Verantwortung in Beratung und Psychotherapie: Ist Beratung leichter als Psychotherapie? *Beratung aktuell, 21* (3), 39–61.

Mallinckrodt, B. (1995). Attachment theory and counseling psychology: Ready to be a prime time player? *The Counseling Psychologist, 23* (3), 501–505.

Mallinckrodt, B. (1997). Interpersonal relationship processes in individual and group psychotherapy. In S. Duck (Eds.), *Handbook of personal relationships. Theory, research, and interventions* (2., revised Ed.) (pp. 671–693). New York: Wiley.

Manthei, R. (2005). *Counselling. The skills of finding solutions to problems* (2., revised Ed.). London: Routledge.

Martin, L. R. (1977). Erziehung und Therapie. In R. Schwarzer (Hrsg.), *Beraterlexikon. Ein praktisches Nachschlagewerk für Erziehung und Unterricht* (S. 60–64). München: Kösel.

McLeod, J. (2004). *Counselling – eine Einführung in Beratung*. Tübingen: dgvt-Verlag (englisches Original erschienen 1993).

McLeod, J. (2019). *An introduction to counselling and psychotherapy. Theory, research and practice* (6th Ed.). London: Open University Press.

Meier, A. & Boivin, M. (2011). *Counselling and therapy techniques. Theory and practice.* London: Sage.

Mühlum, A. (2005). Gestufte Fachlichkeit. Strukturwandel der Sozialen Arbeit im intraprofessionellen und gesellschaftlichen Kontext. *Psychosozial, 28* (3 [Nr. 101]), 9–15.

Nelson-Jones, R. (2013). *Practical counseling and helping skills: Text and activities for the Lifeskills Counselling Model* (6., revised Ed.). London: Sage.

Nestmann, F. (1996). Psychosoziale Beratung – ein ressourcentheoretischer Entwurf. *Verhaltenstherapie & psychosoziale Praxis, 16* (3), 359–376.

Nestmann, F. (1997a). Beratung als Ressourcenförderung. In F. Nestmann (Hrsg.), *Beratung. Bausteine für eine interdisziplinäre Wissenschaft und Praxis* (Reihe: Forum für Verhaltenstherapie und psychosoziale Praxis, Bd. 37) (S. 15–39). Tübingen: dgvt-Verlag.

Nestmann, F. (1997b). Vorwort. In F. Nestmann (Hrsg.), *Beratung. Bausteine für eine interdisziplinäre Wissenschaft und Praxis* (Reihe: Forum für Verhaltenstherapie und psychosoziale Praxis, Bd. 37) (S. 7–13). Tübingen: dgvt-Verlag.

Nestmann, F. (2002). Verhältnis von Beratung und Therapie. *Psychotherapie im Dialog, 3* (4), 402–409.

Nestmann, F. (2008). Die Zukunft der Beratung in der sozialen Arbeit. *Beratung Aktuell, 9* (2), 72–96.

Nestmann, F. (2011). Anforderungen an eine nachhaltige Beratung in

Bildung und Beruf – Ein Plädoyer für die Wiedervereinigung von „Counselling" und „Guidance". In M. Hammerer, E. Kanelutti & I. Melter (Hrsg.), *Zukunftsfeld Bildungs- und Berufsberatung. Neue Entwicklungen aus Wissenschaft und Praxis* (S. 59–81). Bielefeld: Bertelsmann.

Nestmann, F. (2014). Beratungsmethoden und Beratungsbeziehung. In F. Nestmann, F. Engel & U. Sickendiek (Hrsg.), *Das Handbuch der Beratung. Bd. 2: Ansätze, Methoden und Felder* (3., unveränd. Aufl.) (S. 783–796). Tübingen: dgvt-Verlag (Erstaufl. erschienen 2004).

Nestmann, F. & Engel, F. (2002). Beratung – Markierungspunkte für eine Weiterentwicklung. In F. Nestmann & F. Engel (Hrsg.), *Die Zukunft der Beratung* (Reihe: Beratung, Bd. 4) (S. 11–50). Tübingen: dgvt-Verlag.

Nestmann, F., Engel, F. & Sickendiek, U. (2013a). Beratung: Zwischen „old school" und „new style". In F. Nestmann, F. Engel & U. Sickendiek (Hrsg.), *Das Handbuch der Beratung. Bd. 3: Neue Beratungswelten. Fortschritte und Kontroversen* (S. 1325–1348). Tübingen: dgvt-Verlag.

Nestmann, F., Engel, F. & Sickendiek, U. (Hrsg.). (2013b). *Das Handbuch der Beratung. Bd. 3: Neue Beratungswelten. Fortschritte und Kontroversen.* Tübingen: dgvt-Verlag.

Nestmann, F., Engel, F. & Sickendiek, U. (Hrsg.). (2014a). *Das Handbuch der Beratung. Bd. 1: Disziplinen und Zugänge* (3., unveränd. Aufl.). Tübingen: dgvt-Verlag (Erstaufl. erschienen 2004).

Nestmann, F., Engel, F. & Sickendiek, U. (Hrsg.). (2014b). *Das Handbuch der Beratung. Bd. 2: Ansätze, Methoden und Felder* (3., unveränd. Aufl.). Tübingen: dgvt-Verlag (Erstaufl. erschienen 2004).

Nestmann, F., Engel, F. & Sickendiek, U. (2014c). Statt einer „Einführung": Offene Fragen „guter Beratung". In F. Nestmann, F. Engel & U. Sickendiek (Hrsg.), *Das Handbuch der Beratung. Bd. 2: Ansätze, Methoden und Felder* (3., unveränd. Aufl.) (S. 599–608). Tübingen: dgvt-Verlag (Erstaufl. erschienen 2004).

Nestmann, F. & Sickendiek, U. (2018). Beratung. In H.-U. Otto & H. Thiersch (Hrsg.), *Handbuch Soziale Arbeit. Grundlagen der Sozial-*

arbeit und Sozialpädagogik (6., überarb. Aufl.) (S. 110–120). München: Reinhardt.

Nestmann, F., Sickendiek, U. & Engel, F. (2007). Die Zukunft der Beratung in Bildung, Beruf und Beschäftigung. In U. Sickendiek, F. Nestmann, F. Engel & V. Bamler (Hrsg.), *Beratung in Bildung, Beruf und Beschäftigung* (Reihe: Beratung, Bd. 7) (S. 13–51). Tübingen: dgvt-Verlag.

Neumann, O. (2016). Niederschwellige Beratung von Jugendlichen in der Offenen Jugendarbeit – Inszenierungen der Jugendlichen. In H. Hollstein-Brinkmann & M. Knab (Hrsg.), *Beratung zwischen Tür und Angel. Professionalisierung von Beratung in offenen Settings* (Reihe: Edition Professions- und Professionalisierungsforschung, Bd. 5) (S. 113–136). Wiesbaden: Springer VS.

Nußbeck, S. (2019). *Einführung in die Beratungspsychologie* (Reihe: Psychologie, Pädagogik) (4., aktual. Aufl.). München: Reinhardt UTB.

Ogles, B. M., Anderson, T. & Lunnen, K. M. (2006). The contribution of models and techniques to therapeutic efficacy: Contradictions between professional trends and clinical research. M. A. Hubble, B. L. Duncan & S. D. Miller (Eds.), *The heart and soul of change. What works in therapy* (12th unchanged reprint) (pp. 201–224). Washington, DC: APA.

Ortmann, K. (2018). *Soziale Arbeit als Beratung.* Göttingen: Vandenhoeck & Ruprecht.

Patterson, C. H. (1986). *Theories of counseling and psychotherapy* (4., revised Ed.). Cambridge, UK: Harper & Row.

Paulick, C. (2020a). Systemischer Ansatz. *Socialnet Lexikon*, 23.10. 2020. Verfügbar unter: www.socialnet.de/lexikon/Systemischer-Ansatz [30.10.2020].

Paulick, C. (2020b). Systemische Therapie. *Socialnet Lexikon,* 23.10. 2020. Verfügbar unter: www.socialnet.de/lexikon/Systemische-Therapie [30.10.2020].

Paulick, C. & Wesenberg, S. (2019). Echt ätzend, dass ich hierherkommen muss ..." – Beratung mit (noch) nicht-kooperativen Jugendlichen. *Beratung aktuell, 20* (1), 19–33.

Paulick, C. & Wesenberg, S. (2020). Blind Date mit sich selbst – Hochschuldidaktische Zugänge zu Selbsterfahrung und Selbstreflexion als zentrale Elemente beraterischer Professionalität. *Beratung aktuell, 21* (4), 4–19.

Pauls, H. & Reicherts, M. (2013). Allgemeine Basiskompetenzen für sozialtherapeutische Beratung – ein Konzept zur Systematisierung. In H. Pauls, P. Stockmann & M. Reicherts (Hrsg.), *Beratungskompetenzen für die psychosoziale Fallarbeit. Ein sozialtherapeutisches Profil* (S. 57–78). Freiburg i. Br.: Lambertus.

Pauls, H., Stockmann, P. & Reicherts, M. (Hrsg.). (2013). *Beratungskompetenzen für die psychosoziale Fallarbeit. Ein sozialtherapeutisches Profil.* Freiburg i. Br.: Lambertus.

Peavy, R. V. (2006). *SocioDynamic counselling. A constructivist perspective.* Victoria, BC: Trafford.

Petermann, F. & Vries, U. de (2019). Psychoedukation. In S. Schneider & J. Margraf (Hrsg.), *Lehrbuch der Verhaltenstherapie. Bd. 3: Psychologische Therapie bei Indikationen im Kindes- und Jugendalter* (2., vollst. bearb. u. aktual. Aufl.) (S. 191–207). Berlin: Springer.

Poznanski, J. J. & McLennon, J. (1998). Theoretical orientation of Australian counselling psychologists. *International Journal for the Advancement of Counselling, 20* (3), 253–261.

Rauchfleisch, U. (2004). *Menschen in psychosozialer Not. Beratung, Betreuung, Therapie* (Reihe: Sammlung Vandenhoeck) (2., unveränd. Aufl.). Göttingen: Vandenhoeck & Ruprecht (Erstaufl. erschienen 1996).

Redlich, A. (1997). Psychologische Beratung ist mehr als verkürzte Therapie. In F. Nestmann (Hrsg.), *Beratung. Bausteine für eine interdisziplinäre Wissenschaft und Praxis* (Reihe: Forum für Verhaltenstherapie und psychosoziale Praxis, Bd. 37) (S. 151–160). Tübingen: dgvt-Verlag.

Reichel, R. (Hrsg.). (2005). *Beratung – Psychotherapie – Supervision. Einführung in die psychosoziale Beratungslandschaft.* Wien: Facultas.

Reimer, C., Eckert, J., Hautzinger, M. & Wilke, E. (Hrsg.). (2007). *Psychotherapie. Ein Lehrbuch für Ärzte und Psychologen* (3., vollst. neu bearb. u. aktual. Aufl.). Wiesbaden: Springer.

Richmond, M. E. (1917). *Social diagnosis.* New York: Russell Sage Foundation. Verfügbar unter: https://archive.org/download/socialdiagnosis00richiala/socialdiagnosis00richiala.pdf [06.10.2020].

Rietmann, S. & Sawatzki, M. (Hrsg.). (2018). *Zukunft der Beratung. Von der Verhaltens- zur Verhältnisorientierung.* Wiesbaden: Springer VS.

Rogers, C. R. (1942). *Counseling and psychotherapy.* Boston: Houghton Mifflin. Verfügbar unter: https://archive.org/download/counselingandpsy029048mbp/counselingandpsy029048mbp.pdf [06.10.2020].

Rosenzweig, S. (1936). Some implicit common factors in diverse methods in psychotherapy. *Journal of Orthopsychiatry, 6* (3), 412–415. Verfügbar unter: www.historyofsocialwork.org/1936_dodo/1936,%20Rosenzweig,%20common%20factors%20OCR%20C.pdf [06.10.2020].

Sander, K. (2003). Allgemeine Definitionen von Beratung. *Gesprächspsychotherapie und personenzentrierte Beratung, 34* (1), 11–14.

Schmitz, E., Bude, H. & Otto, C. (1989). Beratung als Praxisform „angewandter Aufklärung". In U. Beck & W. Bonß (Hrsg.), *Weder Sozialtechnologie noch Aufklärung? Analysen zur Verwendung sozialwissenschaftlichen Wissens* (S. 122–148). Frankfurt a. M.: Suhrkamp.

Schneider, M., Frank, C., Böckle, M., Priet, R. & Gahleitner, S. B. (2017). „Also, ich bin wieder auf meinem alten Level". Opferhilfearbeit unter der Forschungslupe. *Trauma & Gewalt, 11* (1), 48–63.

Schrödter, M. & Ziegler, H. (2007). *Was wirkt in der Kinder- und Jugendhilfe? Internationaler Überblick und Entwurf eines Indikatorensystems von Verwirklichungschancen* (Reihe: Wirkungsorientierte

Jugendhilfe, Bd. 2). Münster: ISA. Verfügbar unter: www.researchgate.net/publication/237021242 [06.10.2020].

Schubert, F.-C. (1999). Lebensweltorientierte Beratung. Ein sozialökologisches Denk- und Handlungsmodell. In L. Marschner (Hrsg.), *Beratung im Wandel* (Reihe: Edition Psychologie und Pädagogik) (S. 104–128). Mainz: Grünewald.

Schubert, F.-C. (2015). Die historische Dimension von Beratung. In T. Hoff & R. Zwicker-Pelzer (Hrsg.), *Beratung und Beratungswissenschaft* (S. 28–44). Baden-Baden: Nomos.

Schubert, F.-C. & Busch, H. (Hrsg.). (2004). *Lebensorientierung und Beratung. Sinnfindung und weltanschauliche Orientierungkonflikte in der (Post-)Moderne* (Reihe: Schriftenreihe des Fachbereichs Sozialwesen an der Hochschule Niederrhein, Bd. 39). Mönchengladbach: Hochschule Niederrhein.

Schubert, F.-C., Rohr, D. & Zwicker-Pelzer, R. (2019). *Beratung. Grundlagen – Konzepte – Anwendungsfelder* (Basiswissen Psychologie). Wiesbaden: Springer.

Schulze, H. (2006). Biografietheoretische Konzeptualisierung als soziale und geschichtliche Dimensionierung des Psychischen. *Klinische Sozialarbeit, 2* (2), 10–12. Verfügbar unter: https://zks-verlag.de/wp-content/uploads/Zeitschrift-2006-2.pdf [06.10.2020].

Schütze, F. (2000). Schwierigkeiten bei der Arbeit und Paradoxien des professionellen Handelns. Ein grundlagentheoretischer Aufriss. *Zeitschrift für qualitative Bildungs-, Beratungs- und Sozialforschung, 1* (1), 49–96. Verfügbar unter: urn:nbn:de:0168-ssoar-280748 [06.10.2020].

Sennett, R. (2000). *Der flexible Mensch. Die Kultur des neuen Kapitalismus* (vollst. Taschenbuchausg.). Berlin: Siedler (englisches Original erschienen 1998).

Shazer, S. de (1994). *Das Spiel mit Unterschieden. Wie therapeutische Lösungen lösen* (2., unveränd. Aufl.). Heidelberg: Carl-Auer (englisches Original erschienen 1991).

Sickendiek, U., Engel, F. & Nestmann, F. (2002). *Beratung. Eine Einführung in sozialpädagogische und psychosoziale Beratungsansätze*

(Reihe: Grundlagentexte Soziale Berufe) (2., überarb. u. erw. Aufl.). Weinheim: Juventa.

Smith, M. L. & Glass, G. V. (1977). Meta-analysis of psychotherapy outcome studies. *American Psychologist, 32* (9), 752–760. Verfügbar unter: www.researchgate.net/publication/22234005 [06.10. 2020].

Stauffer, J. (2015). *Ethical loneliness. The injustice of not being heard.* New York: Columbia University Press.

Straumann, U. (2001). *Professionelle Beratung. Bausteine zur Qualitätsentwicklung und Qualitätssicherung* (2., korr. u. überarb. Aufl.). Heidelberg: Asanger.

Strotzka, H. (1978). Was ist Psychotherapie? In H. Strotzka (Hrsg.), *Psychotherapie: Grundlagen, Verfahren, Indikationen* (2., überarb. u. erw. Aufl.) (S. 3–6). München: Urban & Schwarzenberg.

Thiersch, H. (1989). Homo consultabilis: Zur Moral institutionalisierter Beratung. In D. Baacke, K. Böllert, B. Dewe, A. Evers, P. Franzkowiak, S. Hebenstreit-Müller, W. Heitmeyer, W. Hornstein, A. Keil, H. Keupp, K. Mollenhauer, S. Nissen, T. Olk, H.-U. Otto, H. Thiersch, G. Vobruha, Z. Ziehe & E. Wenzel (Hrsg.), *Soziale Arbeit auf der Suche nach Zukunft* (Reihe: KT-Jahrbuch Sozialarbeit, Sozialpädagogik, Sozialpolitik) (S. 175–194). Bielefeld: KT-Verlag.

Thiersch, H. (2007). Lebensweltorientierte Soziale Beratung. In F. Nestmann, F. Engel & U. Sickendiek (Hrsg.), *Das Handbuch der Beratung. Bd. 2: Ansätze, Methoden und Felder* (2., unveränd. Aufl.) (S. 699–709). Tübingen: dgvt-Verlag (Erstaufl. erschienen 2004).

Tiefel, S. (2004). *Beratung und Reflexion. Eine qualitative Studie zu professionellem Beratungshandeln in der Moderne* (Reihe: Biographie und Profession, Bd. 3). Wiesbaden: VS.

Tyler, L. E. (1969). *The work of the counsellor* (3., revised Ed.). Englewood Cliffs, NJ: Pretice-Hall.

Vögler-Mallok, M. & Hörtnagel, M. (2010). Praktische Lebenshilfe oder verdeckte Therapie? Von der Schwierigkeit der Sozialen Beratung, ein eigenständiges Profil zu finden. Ein historischer Diskurs. *Beratung aktuell, 10* (3), 3–10. Verfügbar unter: http://beratung-aktuell.de/wp-content/uploads/2019/11/BA-3-2010.pdf [06.10.2020].

Wampold, B. E. (2009). *The great psychotherapy debate. Models, methods, and findings* (unchanged reprint). New York: Routledge (Originally published 1948).

Wampold, B. E., Imel, Z. E. & Flückiger, C. (2018). *Die Psychotherapie-Debatte. Was Psychotherapie wirksam macht.* Göttingen: Hogrefe.

Wälte, D. & Lübeck, A. (2018). Was ist eigentlich psychosoziale Beratung? In D. Wälte & M. Borg-Laufs (Hrsg.), *Psychosoziale Beratung. Grundlagen, Diagnostik, Intervention* (Reihe Grundwissen Soziale Arbeit) (S. 24–31). Stuttgart: Kohlhammer.

Weinhardt, M. (2018). Beraten. In G. Graßhoff, A. Renker & W. Schröer (Hrsg.), *Soziale Arbeit. Eine elementare Einführung* (Reihe: Lehrbuch) (S. 485–499). Wiesbaden: Springer VS.

Whiteley, J. M. (1999). The paradigms of counseling psychology. *The Counseling Psychologist, 27* (1), 14–31.

Wilkinson, R. G. & Pickett, K. (2010). *Gleichheit ist Glück. Warum gerechte Gesellschaften für alle besser sind* (3., verb. Aufl.). Berlin: Tolkemitt bei Zweitausendeins (englisches Original erschienen 2009).

Wissenschaftlicher Beirat Psychotherapie (2008). *Glossar zu wiederkehrenden Begriffen im Zusammenhang mit den Stellungnahmen des Wissenschaftlichen Beirats Psychotherapie.* Berlin: Bundesärztekammer. Verfügbar unter: www.wbpsychotherapie.de/stellung nahmen/sonstige-stellungnahmen-und-veroeffentlichungen/glos sar/ [06.10.2020].

Wittchen, H.-U. & Hoyer, J. (2011). *Klinische Psychologie & Psychotherapie* (Reihe: Springer-Lehrbuch) (2., überarb. u. erw. Aufl.). Berlin: Springer.

Woolfe, R. (1998). Therapists' attitudes towards working with older people. *Journal of Social Work Practice, 12* (2), 141–147.

World Health Organization (WHO) (2001). *The World Health Report 2001. Mental health: New perspectives, new hope.* Genf: WHO. Verfügbar unter: www.who.int/entity/whr/2001/en/whr01_en.pdf [06.10.2020].

Zwicker-Pelzer, R. (2010). *Beratung in der Sozialen Arbeit* (Reihe: Kernkompetenzen soziale Arbeit und Pädagogik). Bad Heilbrunn: Klinkhardt.

Die Autor*innen

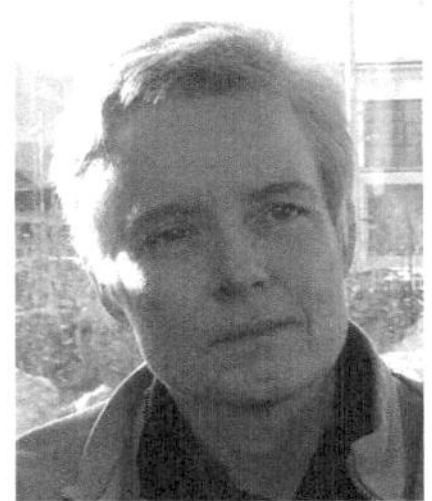

Prof. Dr. Silke Birgitta Gahleitner ist seit 2006 Professorin für Klinische Psychologie und Sozialarbeit an der Alice Salomon Hochschule (ASH) in Berlin. Ihre Lehr- und Forschungsgebiete sind Psychosoziale Diagnostik und Intervention, Professionelle Beziehungsgestaltung, Psychosoziale Traumatologie und qualitative Forschungsmethoden.

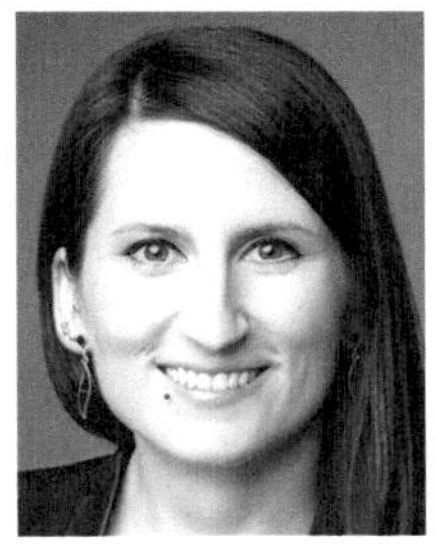

Dr. Annett Kupfer arbeitet als wissenschaftliche Mitarbeiterin am Institut für Sozialpädagogik, Sozialarbeit und Wohlfahrtswissenschaften der Technischen Universität Dresden. Ihre Arbeits- und Forschungsschwerpunkte liegen in den Bereichen Beratung, soziale Netzwerke und soziale Unterstützung, Bewältigungsforschung, Ressourcen und Empowerment sowie Intersektionalität.

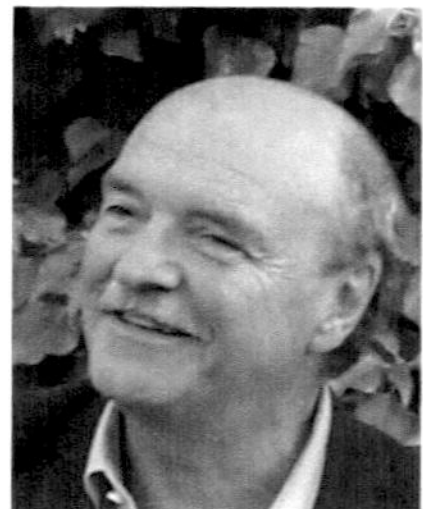

Prof. Dr. Frank Nestmann war von 1993 bis 2014 Professor für Beratung und Rehabilitation an der TU Dresden. Seine Lehr- und Forschungsschwerpunkte umfassen Beratung, alltägliche Helfer, soziale Netzwerke und soziale Unterstützung, Mensch-Tier-Beziehungen und Tiergestützte Intervention.

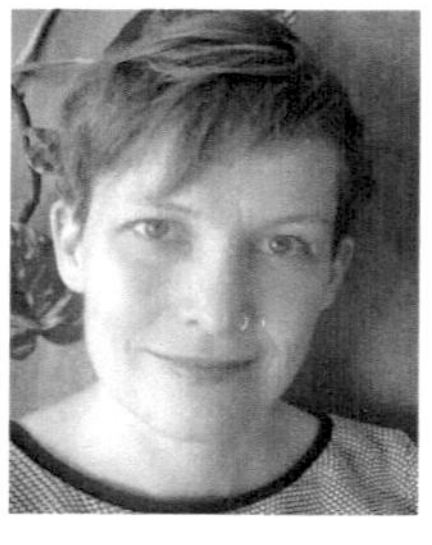

Prof. Dr. Sandra Wesenberg ist seit 2017 Gastprofessorin für Klinische Psychologie mit den Schwerpunkten Beratung und Therapie an der ASH Berlin. Ihre Schwerpunkte in Forschung und Lehre sind Beratung und psychosoziale Interventionen für psychosozial hoch belastete Kinder und Jugendliche, Kooperation von Jugendhilfe und Jugendpsychiatrie, Mensch-Tier-Beziehungen und tiergestützte Interventionen.

John McLeod

Beraten lernen

Das Übungsbuch zur Entwicklung eines persönlichen Beratungskonzepts

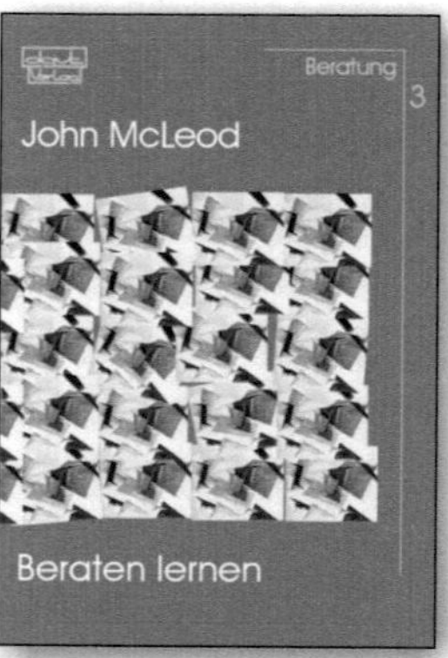

Beratung, Band 3

2011
164 Seiten
EUR 19,80
ISBN 978-3-87159-703-9

Wie wird man eine erfolgreiche Beraterin/ein erfolgreicher Berater? Welche moralischen und ethischen Werte müssen Beratende reflektieren? Wie entwickeln Beratende einen persönlichen Ansatz und Stil in ihrer Arbeit mit Klient*innen?

Dieses Übungsbuch bietet eine Reihe von Reflexionsaufgaben und Übungen, um Beratende in den entscheidenden Phasen ihrer Aus- und Weiterbildung zu unterstützen.

Die vielen Übungen sind ein unschätzbares Hilfsmittel für Studierende von Beratung und Psychotherapie, für Dozent*innen und Kursleiter*innen sowie für erfahrene Praktiker*innen, die ihre berufliche Entwicklung voranbringen wollen.

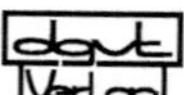

dgvt-Verlag • Hechinger Straße 203 • 72072 Tübingen
Tel.: 0 70 71 / 79 28 50 • Fax: 0 70 71 / 79 28 51
E-Mail: dgvt-Verlag@dgvt.de • Internet: www.dgvt-Verlag.de

Grundfragen der Beratung
Band I

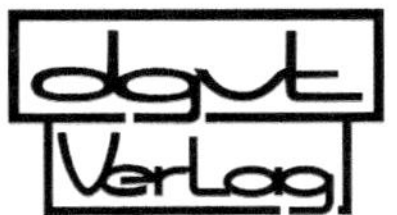

Die Buchreihe
Grundfragen der Beratung
wird herausgegeben von

Dr. Annett Kupfer, Dresden
Prof. Dr. Sandra Wesenberg, Berlin